BIANCHI

Feeling fresh

ANDREA BIANCHI

Feeling fresh

Wie Kälte unser Immunsystem stärkt und wir uns rundum wohlfühlen

Übersetzung aus dem Italienischen
von Barbara Neeb
und Katharina Schmidt

lübbe life

Dieser Titel ist auch als E-Book erschienen

MIX
Papier aus verantwortungsvollen Quellen
FSC® C014496

Titel der italienischen Originalausgabe:
»La via del freddo alla felicità«

Umschlaggestaltung: ZERO Werbeagentur, München unter Verwendung einer Illustration von © wavebreakmedia/shutterstock.com
Illustrationen: Mira Schmidt
Satz: fuxbux, Berlin
Gesetzt aus der Sabon Next
Druck und Einband: GGP Media GmbH, Pößneck

Printed in Germany
ISBN 978-3-431-07026-2

1 3 5 4 2

Sie finden uns im Internet unter luebbe-life.de
Bitte beachten Sie auch: lesejury.de

FÜR FRANCESCA,
damit wir noch oft zusammen
im See baden.

FÜR EMANUELE,
wegen eines Buches, das wir gemeinsam
gesucht und gefunden haben.

FÜR MEINE »FLUGGEFÄHRTEN«,
aus tiefem Herzen,
damit das Staunen und die Erinnerung
uns immer erhalten bleiben.

Inhalt

Prolog

Jahreszeitliche und musikalische Tipps zum Lesen dieses Buches

Obwohl in diesem Buch viel von Kälte die Rede ist, werdet ihr feststellen, dass das Hauptthema eigentlich die Wärme ist. Genauer gesagt: die innere Wärme, und damit meine ich die Quelle unseres Lebens. Wir alle können die innere Wärme als angeborene Fähigkeit in uns entdecken. Und wir sollten lernen, sie mithilfe bewusster Gedankenfokussierung zu steuern.

Aus diesem Grund ist das Buch nicht nur für die kühleren Jahreszeiten oder den Winter gedacht. Die Methode, die ich euch näherbringen möchte, lässt sich das ganze Jahr über anwenden. Wer kennt sie nicht, die verregneten Tage im Frühling? Und kaum geht die Sonne unter, ist unnötigerweise auch im Sommer die Strickjacke schnell zur Hand. Aber wieso eigentlich, warum nutzen wir nicht unsere inneren Ressourcen? Wie wir später noch genauer sehen werden, gibt es Jahreszeiten, die sich besonders gut eignen, um mit dem Praktizieren der HOT-mind-Methode zu beginnen: Frühling und Herbst weisen nämlich eine größere Bandbreite an Wetterbedingungen auf. Mehr dazu erfahrt ihr im Infokasten »Übergangsjahreszeiten« auf S. 144.

Im Sommer kann man paradoxerweise »extremere« Erfahrungen wagen wie Baden und Schwimmen in Seen und Bächen im Hochgebirge, da die hohen Temperaturen dieser Jahreszeit eine größere Sicherheit bieten. Da traut sich sogar eine »Frostbeule« mit den Füßen in einen Bergbach oder ins Meer, auch wenn die Wassertemperatur bei 18 Grad oder weniger liegt. Im Winter gibt es natürlich mehr Möglichkeiten, starke Kälte zu erfahren. Aber wenn man noch Anfänger ist, sollte man das sehr vorsichtig angehen.

Musik für innere Wärme

Egal zu welcher Jahreszeit du dieses Buch liest: Um in Stimmung zu kommen, kannst du dich von der gleichen Musik inspirieren lassen, die mich beim Schreiben begleitet hat.

- Das Album »A Different Forest« (2019, Sony Music Entertainment) des deutschen Komponisten und Pianisten Hauschka (Volker Bertelmann): Diese faszinierenden Klänge bringen die Verbindung zwischen Mensch und Natur zum Ausdruck, die mich auch zu diesem Buch inspiriert hat.

- Die Stücke »Currents« (2019, Josh Kramer) von Josh Kramer, »Dream Solo«, »Path Solo« und »To The Stars« (2019, Deutsche Grammophon) von Max Richter, »Deep Field: Earth Choir« (2018, Unquiet) von Eric Whitacre sowie »By This River« (2019, Deutsche Grammophon) von Brian Eno, Hans-Joachim Roedelius und Dieter Moebius haben mich dabei unterstützt, die Reise der dreißig Vögel zum Hof von Simorgh zu beschreiben.

- Der Song »Tutto l'Universo obbedisce all'amore« (2010, Universal Music Italia) von Franco Battiato in der Interpretation von Carmen Consoli erinnert mich an die universelle Energie, die den Kosmos in Bewegung hält und alles mit Leben erfüllt, auch die Seiten dieses Buches.

Einleitung

Ich geh mal kurz raus

Wie wir lernen, uns im Freien wohlzufühlen, …

Es ist Ostermontag, in Italien ist das der klassische Tag für einen Ausflug vor die Tore der Stadt. Meine Familie und ich leben im Trentino, einer von Wäldern durchzogenen Provinz in den italienischen Alpen, und wir haben uns den Weg vom Passo San Pellegrino zur Berghütte Rifugio Fuciade vorgenommen. Eine gemütliche Wanderung von einer guten Stunde auf einem leicht ansteigenden Schotterweg, der über die Baumgrenze hinaus auf eine Höhe von beinahe 2000 Metern führt. Wenn man das erste Waldstück hinter sich gelassen hat, kommt man in einen Talkessel mit Almwiesen, der von majestätischen Bergen aus Kalkgestein umgeben ist.

Am Morgenhimmel fliegen die Wolken nur so vorbei, weshalb wir zuversichtlich sind, dass sie in ein paar Stunden der wärmenden Sonne Platz machen. Ich bin diesen Forstweg schon einige Male gegangen und kenne ihn, daher schlüpfe ich nur in sehr leichte Sandalen. Die beißend kalte Luft erfordert, dass ich zumindest eine leichte Jacke trage.

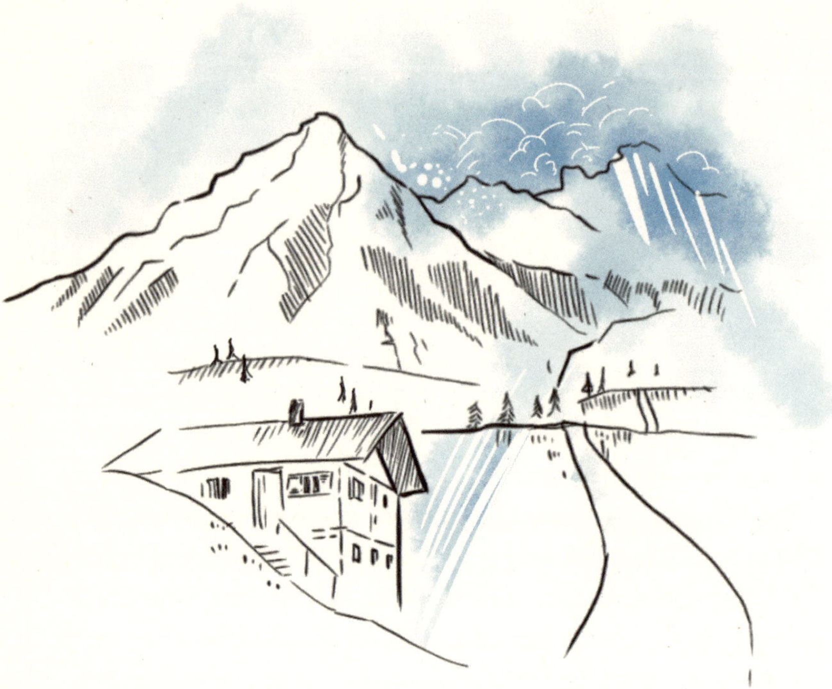

Die Natur bewusst wahrnehmen:
Hier am Passo San Pellegrino der Weg
zur Berghütte Rifugio Fuciade.

Trotzdem rechne ich damit, dass ich die Sandalen unterwegs ausziehen kann, um den Weg barfuß fortzusetzen, wie ich es mag und schon seit Jahren in den Bergen praktiziere.

Aber in diesem Jahr hat der Winter in den Dolomiten erst spät Einzug gehalten, und es gab sogar im April noch einige unerwartete Schneefälle, zum letzten Mal ausgerechnet am Vortag, am Ostersonntag. Deshalb sehen wir nach wenigen Metern dort, wo der Weg in den Wald eintritt und durch längere schattige Zonen führt, dass der Boden unter einer mehrere Zentimeter hohen Schneedecke liegt. Ich habe zwar feste Schuhe im Rucksack dabei, aber eigentlich gar keine Lust, sie jetzt anzuziehen. Ich sage mir, wenn ich schon nicht wie erhofft barfuß weitergehen kann, dann kann ich es wenigstens in den Sandalen probieren, schließlich praktiziere ich jeden Winter das Barfußlaufen im Schnee. Allerdings gehe ich dann nur kurze Strecken, hier dagegen handelt es sich um beinahe vier Kilometer!

Ich marschiere also weiter. Schon bald merke ich, dass es unter diesen Bedingungen kaum einen Unterschied macht, ob ich Sandalen anhabe oder barfuß laufe: Der Schnee drängt sich zwischen die Schuh- und die Fußsohle und überzieht die nackten Zehen und Knöchel mit seiner Kälte. Zumindest gegen den kalten Boden bieten mir die Sohlen bei jedem Auftreten einen gewissen Schutz. Ich überlege, ob sie mir über die vier Kilometer dabei helfen können, dass meine Füße nicht auskühlen. Aus Erfahrung weiß ich, dass das nicht genügen wird: Die Füße müssen selbst dazu beitragen, die Durchblutung aufrechtzuerhalten, indem sie ständig in Bewegung sind. Bei jedem Schritt, jedem Abrollen und Abdrücken muss sich das Fußgewölbe und müssen sich vor allem die Zehen kräftig bewegen. Denn die äußersten Gliedmaßen sind die ersten, die unter diesen Umständen Gefahr laufen, nicht mit Blut versorgt zu werden. Geschieht das, dann verliert man das Gefühl darin, und das wäre wirklich ein schlechtes Zeichen – wenn sich dieser Prozess fortsetzt, drohen Erfrierungen.

Meine minimalistischen ultraleichten Sandalen mit der vier Millimeter dünnen Sohle und den paar Riemchen geben mir nicht sehr viel Halt auf dem schneebedeckten Boden. Um nicht auszurutschen, besonders wenn der Weg ansteigt, muss ich darauf achten, dass ich den Vorderfuß fest aufsetze und das Gewicht nach vorn verlagere. Dadurch bekommt mein Laufstil etwas sehr Dynamisches. Bei jedem Schritt stoße ich mich gut ab, auch wenn ich langsam gehe, und die Bewegung bezieht nicht nur den ganzen Fuß mit ein, sondern überträgt sich auf den übrigen Körper. Und das führt wiederum dazu, dass mein Körper Wärme erzeugt: Schon bald muss ich meine Jacke ausziehen und laufe im kurzärmeligen T-Shirt weiter. Auch die Trekkinghose rolle ich mir fast bis zu den Knien hoch.

Mein Gang wird immer energischer, und ich werde schneller. Mein ganzer Körper hat eine neue thermische Balance gefunden, sodass er mit der morgendlichen Kälte und den im Schatten liegenden Passagen zurechtkommt. Sogar meine Füße sind jetzt – es ist kaum zu glauben – warm und rot bis in die Zehen, ein Anzeichen dafür, dass sie gut durchblutet sind.

Je mehr dieser Zustand sich aufbaut und verfestigt, desto bewusster nehme ich mein Gehen, meine Gegenwart wahr. Obwohl ich schneller laufe, wird mein Atem weiter und voller. Mein Geist ist entspannt, durchzogen vom Frieden einer Achtsamkeit, die spontan alles in sich aufnimmt, was ihn umgibt. Allmählich lasse ich meine Frau und meine Tochter hinter mir und genieße still die körperliche und geistige Harmonie mit den Naturelementen.

Unterwegs überhole ich andere Leute, die den gleichen Weg gehen. Sie tragen Mützen, Winterjacken, lange Hosen und feste Wanderschuhe. Wenn ich sie grüße, bemerke ich, wie erstaunt sie sind, dass ich fast barfuß und so leicht bekleidet hier herumlaufe. Normalerweise wechsle ich ein paar Worte mit meinen Mitmenschen, und wenn sie fragen, warum ich barfuß in den Bergen wandere, erkläre ich ihnen meinen Ansatz. Doch heute fühle ich mich so wohl und verankert in dem Moment, dass ich einfach weiterlaufe.

Dieses Gleichgewicht, das ich erreicht habe, verlangt von mir, dass ich im Laufflus bleibe, um es zu erhalten. Das merke ich, als wir kurz bei einer Bank hinter einer alten Hütte rasten. Inzwischen hat die Sonne die Wolken vollständig verjagt, sie wärmt das Holz der Bank, auf der wir sitzen und an der wir uns anlehnen, und ebenso unsere Körper. Aber obwohl es sich hier gut aushalten lässt, kühlen meine Füße schnell aus, angefangen bei den Zehen. Mein Geist ist auf einmal weniger entspannt, und ich spüre, wie seine Anspannung sich in den Hals- und Nackenbereich und auf die Schultern ausbreitet. Also stehe ich auf und laufe weiter, in kurzer Zeit habe ich die innere Wärme wiedergefunden und damit auch das Gleichgewicht und das Wohlgefühl von vorhin.

Der Tag wird nun so richtig schön. Die Sonne strahlt in ihrer ganzen Frühlingskraft am wolkenlosen Himmel und wärmt die Luft. Bei mir und meiner Familie weckt dieses Wetter die Vorfreude auf die kommende warme Jahreszeit. Nach dem Mittagessen auf der Berghütte ist für mich der Rückweg ein Kinderspiel, ich fühle mich inzwischen in meinem kurzärmeligen T-Shirt pudelwohl.

Unterwegs treffe ich auf viele Ausflügler, die sich in ihre »Winterpanzer« eingehüllt haben. Jetzt bekomme ich doch Lust, mit diesen Leuten zu reden, die bei meinem Anblick immer ein paar Bemerkungen machen. Einige sagen: »Bravo, es muss toll sein, so auf dem Schnee zu laufen!«

Inzwischen schmilzt der Schnee auf dem Weg, man kann buchstäblich dabei zusehen. Auf dem letzten Stück fließen richtige kleine Schmelzwasserbäche und behindern all jene, die ihre Schuhe nicht nass machen wollen und nach Ausweichmöglichkeiten suchen. Ich hingegen laufe mitten hindurch, und das versetzt mir einen weiteren Energiekick: Das Wasser ist extrem kalt. So kalt, dass ich es sogar als echte Erleichterung empfände, wieder auf festem Schnee zu laufen.

Die Sonne steht jetzt hoch am Himmel. Es ist warm geworden, und mein Körper und mein Geist laufen auf Hochtouren. Was als ganz normaler Osterspaziergang angedacht war, hat sich für mich zu einer sportlichen Herausforderung entwickelt, bei der ich mich mit den Naturelementen messen kann. Indem ich mich der Kälte unter scheinbar unangenehmen Bedingungen ausgesetzt habe – also längere Zeit mit kaum die Füße schützenden Sandalen über den Schnee gelaufen bin –, habe ich »meine Komfortzone verlassen«, wie das die Psychologen nennen. Ich habe einen Flow erlebt, eine vollkommene Verbindung mit dem gegenwärtigen Moment.

Während ich laufe, bin ich eins mit dem Schnee und dem Wald, mit der wärmenden Kraft der Sonne auf der Haut und der Kälte des Wassers zwischen den Zehen. Ich bin froh, zu laufen, einfach nur zu laufen und dort zu sein, wo ich bin. Anders gesagt: Ich empfinde Glück und ein Wohlgefühl – nein, mehr noch, eine tiefe Verbindung mit dem Ort und der Natur.

… und gleichzeitig die Erde retten können

Einfach mal kurz rausgehen und dann mit beiden Beinen auf der Erde stehen, offen sein für einen Austausch mit den Kräften der Natur: Das ist nicht nur möglich, sondern vor allem notwendig, wenn wir nicht unseren Lebensquell verlieren möchten.

Nach den Millionen Jahren, in denen sich die menschliche Spezies eingebunden in ihre natürliche Umgebung weiterentwickelt hat, entfernen wir uns jetzt, in den letzten »Sekundenbruchteilen« dieser Evolutionsphase, stetig weiter von ihr weg. Heutzutage leben wir kaum noch draußen, laufen wir immer seltener im Freien, geschweige denn in der wirklichen Natur. Die Gelegenheiten dazu werden weniger, weil wir unsere schützenden Panzer nicht mehr verlassen. Denn was sind unsere Wohnungen, unsere Büros, unsere Autos, sogar unsere Kleidung und unsere Schuhe, die immer wetterfester, windbeständiger, wärmeisolierender werden, anderes als Panzer?

Dabei ist die Natur doch unser Herkunftsort, wo wir unsere Wurzeln haben. Immer noch gehören wir zu ihr, weil wir selbst Natur *sind*. Wir fühlen uns einfach wohl, wenn wir mal die Schuhe ausziehen und barfuß einen Bergpfad gehen. Oder mit Sandalen über den Schnee laufen, in einem natürlichen See schwimmen, im eiskalten Wasser eines Baches baden, uns den Körper von der Sonne und dem Wind trocknen lassen. Oder wenn wir uns auf dem weichen Gras ausstrecken: Denn diese Dinge lösen in uns eine uralte Erinnerung aus, die wir alle in uns tragen, weil wir Teil der menschlichen Spezies sind – eine Erinnerung in den tiefsten Ebenen unserer Psyche.

Sie erzählt uns von der langen Reise, die unsere Vorfahren zurückgelegt haben, von der Zeit, als die Menschen noch eine lebendige, unmittelbare Beziehung zu ihrer Umwelt hatten. Es war eine lange Reise über Jahrmillionen, in denen wir feinste sensorische Fähigkeiten, Widerstandskraft, Achtsamkeit und Resilienz ausgebildet und in uns verankert haben – aber auch eine Vision von einer Welt, in der wir Teil der Natur sind.

Es ist gar nicht schwer, diese Fähigkeiten wieder in uns wachzurufen. Dazu gibt es nur einige unverzichtbare Bedingungen: Wir müssen vor allem unsere Panzer verlassen und wieder lernen, eine Beziehung zu dem herzustellen, was »da draußen« ist – dem Regen, der Sonne, dem Wind –, um zu verstehen, dass wir im Grunde aus denselben Elementen bestehen. In diesem Lernprozess kann die Kälte von einer gefürchteten Bedrohung zu unserem besten Freund und Lehrmeister werden. Durch die Kälte können wir unsere geistigen und körperlichen Ressourcen aktivieren und unser gesamtes Potenzial ausschöpfen, das wir als lebende Wesen haben, die offen für einen Energieaustausch mit dem Universum sind.

Woher kommt die HOT-mind-Methode?

Ich habe die belebende Kraft der Kälte zuerst durch das Barfußwandern entdeckt, das Laufen ohne Schuhe draußen in der Natur, eben durch Erfahrungen, wie ich sie auf dem Weg zur Hütte Rifugio Fuciade gemacht habe. Je mehr ich erlebte, wie gut und tiefgreifend sich das Barfußlaufen auf meine Gesundheit, meinen körperlichen Allgemeinzustand, mein Immunsystem, meine Laune und meine geistige Klarheit auswirkte, erweiterte ich mein Repertoire um neue Praktiken. Ich wollte mich der Kälte bewusst annähern. Daraus ist eine echte Methode zum Wohlempfinden entstanden – ein zunächst persönlicher und bald auch mit anderen geteilter Weg zum Glück, den ich »HOT-mind-Methode« genannt habe.

Und nun möchte ich dich an diese Methode heranführen.

Da ihr dieses Buch lest, sucht ihr wahrscheinlich nach einer Möglichkeit, eure Lebensqualität zu verbessern und einen ebenso dauerhaften wie bewussten Zustand des Wohlbefindens zu erreichen. Vielleicht sorgt ihr euch auch um die Zukunft unseres Planeten, weil ihr spürt, dass unsere Form des

Zusammenlebens und des Wachstums nicht gesund ist und dass es ohne Lösungen für die ernsten Umweltprobleme und den Klimawandel kein Wohlbefinden und keine Zufriedenheit geben kann: Wir können nicht glücklich sein, wenn unsere Erde nicht ebenfalls »glücklich« ist.

Mit der HOT-mind-Methode möchte ich euch den »Weg der Kälte zum Glück« vorstellen. Wenn wir eine Beziehung zur Kälte finden, die jeder Frau und jedem Mann zu jeder Jahreszeit zugänglich ist, können wir unsere innere Wärme wiedererwecken und gleichzeitig auch unsere Liebe zur Natur und zu allen Lebensformen. Da wir nichts bewahren können, was wir nicht lieben, könnte dies ein Weg sein, mit dem wir unseren Planeten und damit uns selbst retten und unsere Reise fortsetzen können.

I.

Die Fundamente der HOT-mind-Methode

Der Weg beginnt bei uns selbst

Die verborgenen und die sichtbaren Vögel der Welt versammelten sich. Sie alle sagten: »In dieser Zeit fehlt in keiner Stadt ein Herrscher. Was ist, wenn unser Land keinen König hat? Dann gibt es nur die Möglichkeit der Herrenlosigkeit. Vielleicht sollten wir zusammenkommen und einen König erbitten. Denn wenn ein Land keinen Herrscher hat, gibt es keine Ordnung im Heer.«

FARID UD-DIN ATTAR

In seinem Langgedicht »Die Konferenz der Vögel« *(Mantiq ut-tair)* erzählt der sufistische Mystiker Farid ud-Din Attar (ca. 1136–1220/21) von einer großen Versammlung, zu der eines Tages alle Vögel zusammenkamen, um ihren Herrscher zu wählen. Der weiseste unter ihnen, der Wiedehopf, gewinnt die Aufmerksamkeit der ganzen Versammlung. Er

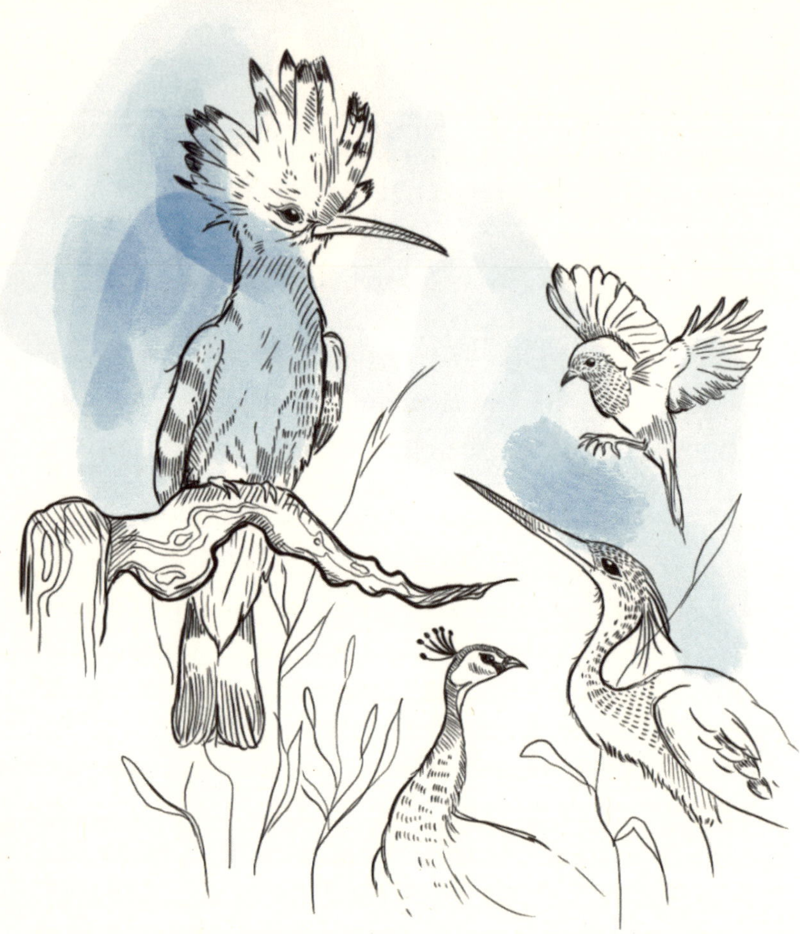

Der weise Wiedehopf spricht auf der
»Konferenz der Vögel« zu allen anderen Vögeln.

fordert die anderen Vögel auf, sich auf die Suche nach dem legendären Vogel Simorgh – wir kennen ihn als Phönix – zu machen, der im Lebensbaum sein Nest hat und als Zeichen für Gott steht.

Der Wiedehopf spricht leidenschaftlich und wie jemand, der diese Reise schon einmal gemacht und dabei Gutes und Böses gesehen hat: »Wir haben einen unbestrittenen König und hinter diesem Berg ist der märchenhafte Berg Qaf. Sein Name ist Simorgh (Dreißigvögel), König der Vögel; er ist uns nah, aber wir sind so fern von ihm.«

Dieser legendäre Herrscher lebt jenseits der Grenzen dieser Welt. Um zu ihm zu kommen, muss man eine unglaubliche Reise unternehmen, für die man einen »tapferen Mann« braucht und die Bereitschaft, den Weg mit »Staunen« zu gehen. Der Wiedehopf bietet sich den Vögeln als Führer dieser Reise zur Essenz des Lebens an. Doch obwohl sie seine Führungsqualitäten und die Notwendigkeit der Reise erkennen, schrecken die Vögel davor zurück. Einer nach dem anderen bringt persönliche Entschuldigungen vor und findet einen Grund, um nicht mitzukommen.

Das »Mantiq ut-tair« wurde im 12. Jahrhundert geschrieben, doch die allegorische Reise, die darin erzählt wird, ist zeitlos. In einer Phase unserer kollektiven Reise, in der wir »keinen Herrscher« haben und ohne »Ordnung« leben und deshalb das Bewusstsein für die lebendige, uralte Verbindung zur Erde verloren haben, erscheint das Gedicht aktueller denn je.

Das Bewusstsein für unsere Verbindung mit der Natur verloren zu haben ist das größte Übel, unter dem die Menschheit heute leidet. Wir können es uns nicht mehr lange leisten, getrennt und »so fern« von diesem Planeten zu leben, der uns beherbergt und von dem wir ein integraler Bestandteil sind. Dieser lebendige planetarische Organismus (Gaia) ist unser Zuhause, ist uns so unglaublich nah wie wir ihm. Eine ganzheitliche, systemische und ökologische Vision sollte daher unser Leitgedanke sein.

Aber wie die Vögel, die Ausreden vorbringen und dem Wiedehopf die Pflichten und Aufgaben aufzählen, die sie an das Alltagsleben binden, so können auch wir nur auf uns selbst zurückgreifen. Unsere angeborenen Fähigkeiten und unser Talent können, wenn wir sie unter der richtigen Anleitung weiterentwickeln, zu Ressourcen für diese Reise werden. Es handelt sich um einen notwendigen, ja inzwischen unabdinglich gewordenen Evolutionsschritt, da unser Leben auf dem Spiel steht. Unser eigenes ebenso wie das aller anderen Menschen und das unseres Planeten: Die durch den Treibhauseffekt verursachte Erderwärmung ist das Zeichen, dass sich Gaia nicht mehr im thermischen Gleichgewicht befindet und sich sehr schnell verändert, und zwar mit einer Geschwindigkeit, die die Anpassungsfähigkeit der Lebewesen in ihrer Biosphäre bei Weitem übersteigt.

Und so wie die Vögel, die den Simorgh erreichten, danach wohl wieder nach Hause, zu ihrem Lebensquell, zurückkehrten, müssen auch wir begreifen, dass die Natur unser Zuhause ist, und zu ihr zurückkehren. Unsere gesamte Entwicklungsgeschichte ist mit der Natur verbunden. Sie ist uns so nah, obwohl wir uns von ihr entfernt haben, denn wir *sind* Natur. Brechen wir also unsere Panzer auf und seien wir offen für ihre anderen Bestandteile: die Sonne, den Wind, das Wasser, die Wärme und die Kälte!

Wir müssen uns im Freien und mit uns selbst erst wieder wohlfühlen, und dafür müssen wir lernen, die thermische Balance unseres Körpers bewusst zu kontrollieren. Auf den Einzelnen wie auf den ganzen Planeten bezogen, liegt die Rettung in der richtigen Mitte zwischen Wärme und Kälte, damit wir – und Gaia – nicht an Überhitzung sterben.

Die Vorzüge der Kälte

Ich habe schon vor vielen Jahren meine persönliche Einstellung zur Kälte überdacht: Früher versuchte ich, sie auf jede erdenkliche Weise zu meiden, weil ich sie als eine Umweltbedingung empfand, die meinem körperlichen Wohlbefinden entgegenstand. Ich achtete darauf, mich vor ihr zu schützen, mich warm anzuziehen oder schön im Warmen zu bleiben. Inzwischen aber suche ich die bewusste Erfahrung, die intime körperliche und geistige Beziehung zu ihr. Und so sind Grippe und Erkältungskrankheiten etwas, das in meinem Alltag kaum noch vorkommt.

Vor zwanzig Jahren, während eines Yogakurses auf Korsika, wäre ich beinahe aufgrund eines Kälteschocks beim Schwimmen im Meer ertrunken. Plötzlich gehorchten mir meine Glieder nicht mehr, und mir blieb die Luft weg. Meine betäubten Arme und Beine wurden schwer und konnten mich nicht an der Oberfläche halten. In meinem Kopf herrschte völliger Blackout. Nur durch das rasche Eingreifen der Seminarteilnehmer, die neben mir schwammen, schaffte ich es, das Ufer zu erreichen.

Zurück zu Hause hatte ich wenige Tage später einen Traum: Ich träumte, ich wäre unter Wasser und würde dort so tief atmen, als wäre ich in meinem natürlichen Umfeld. Meinen ganzen Körper durchströmte ein intensives Wohlgefühl. Von da an veränderte sich mein Verhältnis zur Kälte radikal. Wasser war für mich nicht länger ein Element, dem man mit Misstrauen begegnen musste. Stattdessen begriff ich es als eine Umgebung, die besonders viel zu meinem geistigen und körperlichen Wohlbefinden beiträgt. Durch meinen Traum gelang es mir, das zu verarbeiten, was sonst für lange Zeit ein unbewältigtes Trauma hätte bleiben können. Irgendetwas in mir hatte sich gelöst, meine Gefühle wurden befreit, und die Energie konnte von nun an frei fließen.

Heute bringe ich der Kälte Freundschaft und Respekt entgegen. Ich versuche mich ihr gegenüber genauso zu verhalten wie gegenüber den Kräften der Natur im Allgemeinen: Ich bin mir ihrer Vorzüge bewusst, aber ich vergesse nie, dass ich es mit Kräften zu tun habe, die sich jederzeit aus wohltuenden Energien in tödliche Gewalten verwandeln können, nicht zuletzt wenn man seine eigenen Grenzen überschreitet.

Ohne die Kälte, ohne jenen vitalen Kick, den mir der Wechsel von Wärme zu Kälte und umgekehrt verschafft, könnte ich mir mein Leben nicht mehr vorstellen. Mit der Zeit habe ich gelernt, die Mechanismen der Kälte zu verstehen, indem ich sie ganz bewusst und Schritt für Schritt an mir ausprobiert habe. Den Reaktionen meines Körpers konnte ich immer mehr vertrauen, und besonders den Möglichkeiten, mit dem Geist Einfluss auf ihn zu nehmen.

In den letzten Jahren habe ich eine Reihe von Yogakursen besucht, mit intensiver körperlicher Aktivität draußen – also in der freien Natur, vor allem am Meer. Unter Anleitung eines Yogameisters lernte ich, mein Verständnis für die Wirkungsweisen der Kälte auf Körper und Geist zu verbessern. Dabei unterstützte mich eine Gruppe von Personen, die mit dieser Art von Erfahrung bereits vertraut waren.

Inzwischen gibt es immer mehr wissenschaftliche Studien über die positive Wirkung der Kälte auf unsere Gesundheit. Phänomene, die als geheimnisumwitterte uralte Traditionen oder unerklärliche »paranormale« Fähigkeiten galten, über die nur einige wenige außergewöhnliche Menschen verfügten, sind heute allen zugänglich, die für dieses Wissen aufgeschlossen sind. Mit den richtigen Übungen können wir ganz leicht etwas für unser körperliches Wohlbefinden tun.

Ich beziehe mich hier vor allem auf die Erfahrungen des niederländischen Extremsportlers Wim Hof, auch The Iceman genannt. Er hat nicht nur unglaubliche Aktionen durchgeführt – er hält beispielsweise den Rekord für den längsten Aufenthalt in einem Eisbad und ist in den frostkalten Seen Islands geschwommen –, sondern auch eine Methode entwickelt, mit der wir alle, indem wir uns kontrolliert der Kälte aussetzen, etwas Gutes für unsere Gesundheit tun können. Im Mittelpunkt seiner Methode steht die Kombination unterschiedlichster Atemtechniken aus der Yogatradition, die dabei helfen, die Kälte besser zu ertragen.

Besonders interessant an Wim Hofs Erfahrungen ist, dass medizinische Institute und Universitäten in Amerika und den Niederlanden sie zum Gegenstand zahlreicher Studien gemacht haben. Dadurch trugen sie ihren Teil zu einem besseren Verständnis dessen bei, was bei Kälte auf physiologischer Ebene passiert.

Durch diese und andere Forschungen wissen wir heute schon sehr viel über die Mechanismen, mit denen unser

Körper Kälte bewältigt. Und wir können die positiven Effekte von Kälte benennen (siehe Infokasten). Dafür genügt es, wenn wir uns Temperaturen aussetzen, die nur einige Grade unter denen liegen, die wir als angenehm empfinden.

Warum die Kälte dem Körper guttut

- verbesserte **Durchblutung**, besonders im Bereich der kleinsten Blutgefäße wie z. B. der Kapillaren
- gesündere **Haut** (deren Alterungsprozess wird verlangsamt)
- positive Auswirkungen auf die Tonizität und auf die Regulation des **Blutdrucks**
- höherer **Energieverbrauch**, denn wenn unser Körper Kälte ausgesetzt wird, verbrennt er mehr Kalorien. Außerdem verwandelt er dann laut neuesten Studien weißes Fett (das im Übermaß für Fettansammlungen und Übergewicht verantwortlich ist) in braunes Fett, das Brennstoff für den Stoffwechsel ist und sich bei Neugeborenen reichlich findet.
- **entzündungshemmende Wirkung**
- Anregung des **Immunsystems**: Als Folge werden mehr weiße Blutkörperchen produziert, das sind jene Zellen im Blut, die unseren Organismus vor

Krankheitserregern wie Viren, Bakterien, Parasiten und Pilzen schützen.

- Steigerung der **Gehirnfunktionen** durch geringeren Glukoseverbrauch
- einfach bessere **Laune**, da Endorphine freigesetzt werden
- verbesserter **Schlaf-Wach-Rhythmus** durch die vermehrte Produktion von Melatonin

Neben diesen rein körperlichen positiven Auswirkungen kann das Kältetraining uns auch psychologisch stärken und uns dabei helfen, Selbstvertrauen und Resilienz aufzubauen. Resilienz ist die Fähigkeit des Menschen, sich traumatischen Ereignissen oder Problemen zu stellen. In Zeiten wie diesen, wo nichts sicher, alles in ständigem Wandel begriffen und Reizüberfluss Ursache für andauernden Stress ist, kann Resilienz eine hervorragende Ressource sein, um mit diesen Phänomenen umzugehen.

Das Ganze hier soll nicht wie ein abgehobenes Konzept erscheinen oder etwas, das man nur unter Extrembedingungen durchführen kann wie etwa meine Wanderung in Sandalen über den Schnee. Es handelt sich bei der HOT-mind-Methode um etwas, das wesentlich näher an unserem normalen Alltag ist, und wir erleben jeden Tag Situationen, in denen wir auf sie zurückgreifen können. Psychologisch gesehen bietet uns Kälte nämlich die Möglichkeit, unsere

Komfortzone zu verlassen, um so Resilienz und Vertrauen in unsere eigenen Fähigkeiten zu trainieren.

Hier ein Beispiel: Wenn wir an einem Frühlingstag spazieren gehen und sich plötzlich Wolken vor die Sonne schieben und die kühlere Luft uns erschauern lässt, ist unser erster Impuls oft, eine Jacke oder einen Pullover überzuziehen. Doch wir können auch versuchen, diesem Impuls nicht sofort nachzugeben und stattdessen unsere thermoregulatorischen Fähigkeiten zu aktivieren. Damit meine ich jene Mechanismen, mit denen unser Körper seine eigene Temperatur aufrechterhält. Je öfter wir sie trainieren, umso schneller reagieren sie. Dabei werden wir entdecken, dass wir uns im Dialog und im Einklang mit unserer Umwelt vitaler und selbstbestimmter fühlen. Indem wir uns immer wieder in diese Situationen bringen, wird die Kälte mit der Zeit zu unserer Freundin.

Wir bleiben jedoch gern in unserer Komfortzone, weil wir denken, dass wir dort alles unter Kontrolle haben. Die Situationen, mit denen wir in diesem Zustand zu tun haben, beruhigen uns und geben uns Sicherheit, weil wir sie kennen. Aber wir zahlen auch einen Preis dafür: Wir verlieren eben genau die Fähigkeit, uns Neuem zu stellen, und damit auch die Möglichkeit, uns weiterzuentwickeln und zu wachsen.

Aber es gibt einen einfachen Weg, um unsere Komfortzone ein wenig zu verlassen, gerade genug, um uns dem unangenehmen Gefühl des Neuen, Unbekannten zu stellen oder eben dem Gefühl der Kälte. Wenn wir diesen Weg beschreiten, wird das etwas in uns bewirken. Wir werden neue Lösungen finden. Nach einer Weile können wir dann »ins

Warme« zurückkehren, in angenehmere Gefilde, und wenn wir die Übung wiederholen, werden wir merken, dass sich unsere Komfortzone erweitert hat.

Das, was uns vorher unbehaglich oder unangenehm erschien, ist es auf einmal nicht mehr. Die kalte Luft empfinden wir als weniger kalt, und wir können es draußen länger ohne Pullover aushalten. Wir genießen den Wind auf unserer Haut und spüren seine belebende Wirkung. Unsere Laune bessert sich, wir fühlen uns sicherer. Oder anders gesagt: Wir sind lebendiger.

Kälteforschung und ihre Erkenntnisse

Was passiert, wenn wir frieren, ...

Heute befasst sich die Forschung insbesondere mit jenen Mechanismen der Thermoregulation, also der Aufrechterhaltung der menschlichen Körpertemperatur, die bis vor Kurzem noch sehr unklar waren. Wenn uns kalt ist, bedeutet das, dass unser Körper seinen Zustand thermischer Neutralität verliert, also mehr Wärme abgibt, als er erzeugt. Unsere erste Reaktion darauf kann körperfremd erfolgen, wir versuchen uns beispielsweise mit Kleidung zu schützen, oder wir wechseln an einen wärmeren Ort. Aber unser Organismus setzt auch automatische Reaktionen in Gang: Zum einen versucht der Körper den Wärmeverlust zu begrenzen, indem sich die Blutgefäße der Haut zusammenziehen. Dieser Vorgang nennt sich Vasokonstriktion. Er verlangsamt den Wärmeverlust und garantiert den Blutzufluss zu den lebenswichtigen inneren Organen. Zum anderen steigert der Körper die innere Wärmeerzeugung (Thermogenese), vor allem durch das Kältezittern, die rhythmische Kontraktion der Skelettmuskeln.

Wenn wir uns dagegen in einer sehr warmen Umgebung aufhalten, antwortet der Körper mit Mechanismen, die den Wärmeverlust begünstigen: Die Gefäße erweitern sich (Vasodilatation), und wir schwitzen. Außerdem verringern wir die innere Wärmeproduktion, indem wir zum Beispiel weniger essen und dadurch unserem Körper weniger Energie zuführen.

Im Gegensatz zu vielen wechselwarmen Tieren wie etwa Reptilien oder Fischen ist der Mensch ein gleichwarmes Wesen: Unabhängig von Temperaturschwankungen der Umgebung hält er die eigene Körpertemperatur konstant. Die Spanne, innerhalb derer unsere Körpertemperatur schwanken darf, ohne dass sich gesundheitliche Schäden ergeben, ist eng begrenzt und liegt zwischen 35,5 und 37 °C. (Die untere Grenze gilt dabei für die Haut und die Gliedmaßen, die obere für die tieferen Gewebe.)

Zur allgemeinen thermischen Balance unseres Körpers tragen natürlich auch äußere Faktoren und Phänomene bei:

- die Sonnenstrahlung und der Kontakt mit warmen Gegenständen, die dann Wärme zuführen,
- der Ausstoß von Wasser über die Haut und die Atemwege,
- die Abgabe von Strahlungsenergie vom Körper,
- der Kontakt mit kälteren Gegenständen,
- die Abfuhr von Wärme durch die Bewegung in der Luft, die den Körper umgibt.

Aber es gibt einen weiteren Prozess der körpereigenen Wärmeproduktion, der erst in den letzten Jahren aufgedeckt werden konnte – auch dank wissenschaftlicher Untersuchungen an Personen, die ihre Thermoregulation mithilfe besonderer Meditationstechniken beeinflussen. So können etwa einige tibetische buddhistische Mönche im Schnee des Himalajas sitzen und dort meditieren. Damit werden wir uns später näher befassen (siehe »Tummo, die Meditation, die den Schnee schmilzt«, S. 107).

... und wie uns das bei Übergewicht helfen kann

Bei dem entscheidenden Prozess handelt es sich um die *zitterfreie Thermogenese*, eine körpereigene Wärmeproduktion, die ohne Muskelkontraktion abläuft. Stattdessen wird sie durch erhöhte Aktivität des sympathischen Nervensystems ausgelöst (jenes Teils des autonomen Nervensystems, der als »Beschleuniger« der Körperfunktionen wirkt). Die zitterfreie Thermogenese involviert vor allem das braune Fettgewebe: Sobald der Körper auf Kälte reagieren muss, werden die Fettsäuren, die in diesem besonderen Typ von Fettgewebe enthalten sind, verbrannt, um Wärme statt chemischer Energie zu produzieren.

Das braune Fett kann daher als »gutes« Fett betrachtet werden, im Gegensatz zum weißen Fett. Das weiße Fett isoliert zwar den Körper gegen Kälte, schützt die Organe und dient als Nährstoffreserve. Aber wenn man zu viel davon hat, ist es für Übergewicht verantwortlich. Es neigt dazu, sich an den Seiten, Hüfte und Schenkeln anzusammeln, und kann zu Fettleibigkeit, Diabetes und Herz-Kreislauf-Problemen führen.

Das braune Fett ist der Brennstoff, den unser Körper einsetzen kann, um Wärme zu produzieren. Aber Erwachsene haben nur noch wenig davon, und zwar in sehr begrenzten Bereichen wie am Hals, zwischen den Schulterblättern und an den Nieren. Neugeborene verfügen dagegen über reichlich braunes Fettgewebe als Schutzmechanismus gegen Kälte.

In aktuellen Studien liest man immer öfter, dass Situationen, in denen man sich an Kälte anpasst, im weißen Fett die Umwandlung eines Teils der Zellen begünstigen, sodass sie sich wie braunes Fett verhalten. Sie werden dann zu thermischen Energiequellen, ein Phänomen, das *browning*, »Bräunung«, genannt wird. Diese Erkenntnisse sind so wichtig, weil sie den Kampf gegen Fettleibigkeit unterstützen können: Kälte kann uns helfen, das »böse« Fett zu verbrennen, indem es Wärme produziert, genau wie das »gute« Fett. Mit der Zeit kann sich das weiße Fett in braunes Fett umwandeln und damit dessen Anteil erhöhen.

Bedenkt man nun noch eine weitere Entdeckung der jüngsten Zeit, nämlich dass braunes Fett eine Rolle beim Senden von Sättigungsgefühlen ans Gehirn spielt, steigt seine Bedeutung bei Problemen mit Übergewicht signifikant.

Ohne Kälte und ohne Natur können wir nicht leben

Die Mechanismen zur Thermoregulation, die wir gerade kennengelernt haben, haben eine Kehrseite. Durch die Annehmlichkeiten des modernen Lebens verbringen wir immer weniger Zeit im Freien und entwöhnen uns so der Kälte. Auf jede erdenkliche Art und Weise versuchen wir die Temperatur unserer Umgebung zu kontrollieren. Dadurch tragen wir stark dazu bei, dass sich Fettleibigkeit und Krankheiten in unserer Gesellschaft verbreiten.

Wenn wir weiterhin so wenig in Kontakt mit den Elementen der Natur leben, wird unser Körper – ein perfekter biologischer Mechanismus, der sich in Millionen von Jahren gerade dank des Kontakts mit dieser Natur entwickelt hat – im Laufe der Zeit immer schlechter funktionieren. Außerdem sind wir zwangsläufig von Rohstoffen und externen Hilfsmitteln abhängig: Wohnungen und öffentliche Räume mit kontrollierter Temperatur, Transportmittel zum Zurücklegen selbst kleinster Entfernungen, und Medikamente, um die physische wie die psychische Gesundheit aufrechtzuerhalten und um Depressionen zu vermeiden.

Doch dieser Weg ist uns nicht zwingend vorherbestimmt: Noch verfügen wir über einen an Ressourcen und natürlichen Umgebungen reichen Planeten, mit dem sich die menschliche Spezies bis vor einigen Jahrhunderten im Einklang entwickelt hat, ehe sie durch den unkontrollierten

Einsatz fossiler Brennstoffe die großen Systeme der Thermoregulation der Erde in Gefahr gebracht hat.

Unser aller Wohlbefinden ist eng mit Gaia verknüpft und mit ihrer Thermoregulation: Sobald sich der Planet übermäßig erhitzt haben und das ewige Eis in der Arktis und der Antarktis weggeschmolzen sein wird, wird die Erde weder für die Menschen noch für viele andere heute lebende Spezies bewohnbar sein.

Ohne Kälte können wir nicht leben. Ohne Natur können wir nicht leben. Am besten wird uns das bewusst, wenn wir erneut die Erfahrung machen, wie es sich anfühlt, an einem sonnigen Tag in die eiskalten Wasser eines Bergbachs einzutauchen, in einem Alpensee zu schwimmen oder im Winter im Meer zu baden. Durch diese auf den ersten Blick unangenehmen und »jenseits der Komfortzone« liegenden Übungen finden wir zur Fähigkeit zurück, uns in die Natur zu versenken.

Die Übungen bringen uns in Kontakt mit uns selbst. Indem sie das wahre Wesen in uns wachrufen, entsteht aus diesen Erfahrungen eine ökologische Vision. Eine Vision, die nicht nur auf der rationalen Notwendigkeit fußt, unseren Lebensstil zu ändern aufgrund der Prozesse, die diesen Planeten bedrohen. Sondern eine Vision, die dem tiefen Gefühl entspringt, dass wir einzig und allein zusammen mit dem Planeten lebendig sind. Wir können bei der Kälte beginnen – und schließlich unsere Gesundheit und die Gaias wiederfinden.

Kälte kann sehr gefährlich sein

Trotz aller mit ihr verbundenen Vorzüge ist die Kälte eine Kraft, mit der man vorsichtig umgehen muss: Es gibt Bedingungen, unter denen das ausgeklügelte System der Thermoregulation des menschlichen Körpers die Temperatur nicht in dem engen Bereich aufrechterhalten kann, der für uns lebenswichtig ist. Die Folgen können äußerst schwerwiegend sein, ja manchmal unumkehrbar oder sogar tödlich.

Bei meiner Arbeit als Journalist und Herausgeber des MountainBlog habe ich häufig dramatische Berichte von Erfrierungen und Unterkühlung (Hypothermie) auf den Tisch bekommen, die Bergsteiger bei Touren in großen Höhenlagen, vor allem im Himalaja, erlebten. Dort können die Temperaturen auch bei −50 °C liegen. Um das Ganze drastisch zu verschlimmern, kommt in dieser Höhe auch noch der geringe Sauerstoffgehalt der Luft dazu. Tod durch Erfrieren erlebt man wie eine Art Einschlafen nach einem allmählichen Bewusstseinsverlust: Man dämmert langsam weg und stellt sich vielleicht vor, wie man den Gipfel erreicht oder wieder zurück zum Basislager kommt, während langsam das Leben aus dem Körper weicht.

Das erste Stadium von Hypothermie beginnt beim Menschen, wenn seine Körperkerntemperatur unter 35 °C sinkt. Der Körper reagiert darauf mit Zittern und einem Kältegefühl. Wenn seine Temperatur weiter sinkt, werden die normalen Stoffwechselfunktionen unterdrückt: Herzfrequenz und Atmung verlangsamen sich, der Blutdruck sinkt. Zunächst tritt ein schläfriger Dämmerzustand ein, dann Bewusstlosigkeit bis zum Tod.

Anders, als man annehmen könnte, besteht die Erste Hilfe bei einer unterkühlten Person nicht darin, sie kräftig abzureiben oder zu massieren. Man sollte ihr auch keinen Alkohol einflößen oder sie mit heißen Gegenständen in Kontakt bringen (wie Wärmflaschen). Stattdessen muss man sie ganz langsam erwärmen, dazu in Decken wickeln und ihr trockene Kleidung anziehen, sie nach Möglichkeit an einen geschützten Ort bringen und ihr warme Getränke und sehr energiereiche Nahrung geben (wie Schokolade) – und natürlich den Notruf 112 wählen!

Den Körper langsam zu erwärmen ist deshalb so wichtig, weil man unbedingt den plötzlichen Zustrom von kaltem Blut aus den Gliedmaßen des Körpers zum Herzen vermeiden muss, der lebensbedrohliche Arhythmien auslösen könnte.

Eine andere sehr schlimme und möglicherweise nicht rückgängig zu machende Folge übermäßiger Kälte sind Erfrierungen. Von ihr sind vor allem periphere Körperregionen wie Nase, Ohren, Hände und Füße betroffen. Die Schutzreaktion des Körpers durch die Gefäßverengung drosselt den Blutzustrom in diese Bereiche, um stattdessen die Durchblutung der lebenswichtigen Organe aufrechtzuerhalten. Als Auswirkung treten Taubheitsgefühle und Kribbeln vor allem in den Gliedmaßen, in den Händen und in den Füßen auf, Finger und Zehen verfärben sich weiß. Wenn der Zustand andauert, wechselt die Verfärbung von Weiß zu Dunkel oder sogar Schwarz, als ob man sich verbrannt hätte. Bei länger andauernder Erfrierung kommt ein Entzündungsprozess in Gang, der bis zu Nekrose und Wundbrand in den betroffenen Geweben führen kann. Bergsteiger kennen auch das nur zu gut: Oft musste man als Folge von Erfrierungen Zehen amputieren!

All das mahnt uns, dass mit der Kälte – wie mit jeder Naturgewalt – selbstverständlich nicht zu scherzen ist.

Wie wir uns der Kälte annähern können

Die gute Nachricht ist, dass wir uns gar keinen lebensbedrohlichen Extremsituationen aussetzen müssen, um all die Vorzüge zu genießen, die wir kennengelernt haben.

Vor allem durch schrittweises Vorgehen kann man viele Risiken ausschalten: Dann jedoch können wir uns über umso dauerhafteren Erfolg freuen.

Nehmen wir als Beispiel einen Freund von mir, dem ich geraten habe, jeden Morgen kalt zu duschen. Später erzählte er mir verwundert, dass er nun gar nicht mehr ohne diese Routine auskomme, obwohl er doch bis vor wenigen Monaten nur dann unter die Dusche gegangen sei, wenn das Wasser heiß und dampfend herausströmte! So ist es schon vielen Teilnehmern meiner Seminare gegangen, denen ich diesen Rat gab. Denn es ist einfach, gut umzusetzen – und am Ende ein solcher Gewinn!

Das Prinzip der schrittweisen Gewöhnung

Wenn wir uns der Kälte allmählich, maßvoll und wiederholt aussetzen, erleben wir, dass unsere körperliche Widerstandskraft spontan wächst. Als Folge können wir Kälte nicht nur besser aushalten, sondern sogar einen Zustand von Wohlbefinden unter

Bedingungen erreichen, die uns kurz davor noch unerträglich vorkamen.

Nach diesem Prinzip der schrittweisen Gewöhnung an die Kälte werden wir sie winters wie sommers sogar genießen können. Dazu müssen wir nur unsere Fähigkeit erweitern, uns draußen aufzuhalten, in natürlichen Gewässern zu schwimmen oder im Freien aktiv zu sein, auch wenn das Wetter nicht schön ist.

- Beginne mit einer kalten Dusche täglich am Vormittag, anfangs 30 Sekunden, dann langsam steigern.
- Ein täglicher Spaziergang an der frischen Luft, beginne mit einer halben Stunde. Wenn du es einrichten kannst, steigere dich auf zweimal täglich eine halbe Stunde, vormittags und nachmittags, bei jedem Wetter.
- Wenn du dich anziehst für deine halbe Stunde: Wähle ein Kleidungsstück weniger, als du normalerweise tragen würdest.
- Wichtig: Wenn dir nach zehn Minuten noch nicht von innen warm geworden ist: Kehre zurück in deine Komfortzone und probiere es am nächsten Tag wieder.

Am besten wendet man neben der schrittweisen Gewöhnung eine Methode an, mit der man die meistverbreiteten Fehler bei der Annäherung an die Kälte vermeidet. Wir sollten dazu auf erfolgreiche Techniken zurückgreifen, die das Ergebnis eines jahrtausendealten Wissens sind.

Die menschliche Spezies, die sie entwickelt hat, stand über Hunderttausende von Jahren in Kontakt mit den Elementen der Natur und lebte unter Bedingungen, unter denen wir heute wahrscheinlich nur ein paar Tage oder Stunden überleben könnten. Das Ergebnis dieser Evolution ist immer noch in uns, gespeichert in den tiefsten Schichten unserer Psyche, in neuronalen und kognitiven Prozessen sowie in unserem Verhalten: Es ist nicht nur möglich, diese Technik für unsere Gesundheit wieder an die Oberfläche zu bringen, es ist vielmehr ein Anrecht und eine Chance, die jedem von uns als Mensch zusteht.

Wir haben ein Recht auf ein Leben, das sinnerfüllter, mehr in Harmonie mit dem Universum und vor allen Dingen deutlich schöner ist als unser bequemes Dasein als Frostbeule.

Die innere Wärme hegen

Als die Vögel diese Worte gehört hatten, entsagten sie alle der Seele. Simorgh hatte ihnen die Ruhe genommen und die Liebe zum Geliebten wurde hunderttausendfach. Sie wollten sich auf den Weg begeben – eine sehr richtige Absicht – und standen alle flink auf, um sich dafür hinzugeben. Sie sprachen: »Wir sind bereit. Der Führer muss die Aufgaben festlegen, um uns den Weg zu weisen. Aber man kann nicht von sich aus einen Führer bestimmen.« […]
Als der Wiedehopf als Führer allen vorangestellt war, setzten sie ihm die Krone aufs Haupt. Es kamen hunderttausend Vögel, die den Mond überschatteten. Als sie das Tal erreichten, stieg die Schar wie eine Person bis zum Mond auf.

FARID UD-DIN ATTAR

Die Rückkehr zur Natur und damit letztendlich zu uns selbst und zu unserem innersten Wohlbefinden kann nicht nur als Folge eines rationalen Prozesses stattfinden. Davon bin ich überzeugt. Es genügt nicht, irgendwelche Vorteile zu erkennen und Notwendigkeiten einzusehen, und schon ist alles wieder im Lot. Wenn es so einfach wäre, hätten wir alle unsere individuellen und kollektiven Probleme bereits gelöst, unsere Umwelt wäre nicht bedroht, und Lebewesen und die menschliche Spezies stünden nicht kurz vor dem Aussterben infolge der Umweltzerstörung.

Die Wissenschaft und die Technologien, die sich mit dem Problem beschäftigen, versetzen uns in die Lage, die

Mechanismen zu erkennen, die der Ursprung für die großen weltweiten Krisen sind. Sie zeigen uns die Lösungen auf, die wir angehen müssen. Trotzdem verschwinden jeden Tag etwa fünfzig lebende Arten. Dabei liegt die Aussterberate hundert- bis tausendfach über der natürlichen – also im Vergleich zu dem, was unser Planet in den letzten 65 Millionen Jahren durchschnittlich erlebt hat –, sodass Wissenschaftler und Umweltexperten schon seit Langem vermuten, dass ein Massensterben der Arten ausgelöst wurde, das sechste, seit es Leben auf der Erde gibt. Obwohl inzwischen der Zusammenhang zwischen Klimaerwärmung, Treibhauseffekt und CO_2-Emissionen deutlich und weltweit anerkannt ist, steigen diese immer noch, allen länderübergreifenden Klimakonferenzen und Mahnungen zum Trotz.

Dass wir die Dinge rational verstehen, wird uns nicht retten. Wir sind wie die Raucher, die jeden Tag auf ihrer Zigarettenschachtel lesen: »Rauchen ist äußerst schädlich für die Gesundheit«, »Wenn Sie rauchen, schaden Sie Ihren Kindern, Ihrer Familie, Ihren Freunden«, »Rauchen mindert Ihre Fruchtbarkeit« und sogar »Rauchen ist tödlich«, aber trotzdem weiterrauchen. Die Botschaft kommt zwar auf rationaler Ebene an, aber sie erreicht nicht das Herz und unser Gefühl. Sie wird nicht zu »Fleisch« und »Seele« und landet schließlich, sobald wir uns daran gewöhnt haben, unterhalb unserer Aufmerksamkeitsschwelle. Und so »verpaffen« wir weiter unseren Planeten und verbrennen Leben und biologische Vielfalt, unsere Existenzgrundlage.

Wie ich schon vorhin erwähnte, ist der Verlust unserer lebendigen Verbindung zur Erde das größte Übel, an dem wir heute auf individueller und kollektiver Ebene leiden (siehe Kapitel »Der Weg beginnt bei uns selbst«, S. 25). Es ist wie ein Fluch, und dieser Fluch erzeugt die schwerwiegenden globalen Probleme, denen wir uns gegenübersehen, wie auch die Beschwerden, die das tägliche Leben eines jeden Einzelnen von uns vergällen. Angefangen bei chronischen Krankheiten über Ängste und Depressionen bis hin zum Stress, den wir als unvermeidliche Voraussetzung zur Erzielung von Ergebnissen oder fürs nackte Überleben ansehen.

Von diesem Bezugsverlust gibt es keine Heilung durch den Verstand: Wir müssen eine Reise unternehmen, um unsere Gefühle wiederzuentdecken, um zu einer empathischen Beziehung mit der Natur und ihren Lebensformen zurückzukehren, mit all den Reizen, die wir von ihr erhalten. Wir sind nur dann lebendig, wenn wir mit dem Universum in Kontakt stehen – dieses Bewusstsein müssen wir wiederfinden. Wie die Vögel, die sich auf die Suche nach Simorgh machen, müssen wir zulassen, dass unsere Herzen von dem Gefühl einer Verbindung mit der Erde erfüllt werden. Nur so kann unsere Liebe zu ihr erneut wachsen und mit dieser Liebe auch das Bewusstsein, dass der Mensch ein offenes System ist, dessen Wohlbefinden von der Fähigkeit abhängt, mit dem Kosmos Energien auszutauschen.

Als ich vor Jahren als ängstlicher Autodidakt die ersten Barfußwanderungen auf Bergpfaden unternahm, spürte ich etwas, das ich so zuvor noch nicht gespürt hatte. Diese Gefühle motivierten mich, daraus ein Forschungsprojekt zu machen. Am Anfang stand der Wunsch nach persönlichem, individuellem Wohlbefinden: Wenn ich barfuß über einen von der Sonne erwärmten Fels lief, auf dem frischen Waldboden oder im kalten Wasser eines Bergbachs, ging es mir schlicht und einfach gut. Es war kein rein physisches Wohlempfinden, eher ein Gefühl aus der Tiefe meiner Seele, als würde die Erinnerung an uralte Lebensweisen geweckt, an einen Zustand des Gleichgewichts zwischen mir und meiner Umgebung.

Je mehr ich damit vertraut wurde, merkte ich, dass es sich um einen Zustand handelt, der in unserer Natur liegt. Mit anderen Worten: Es gibt keinen Grund, warum man nicht immer so leben könnte, im Einklang mit der natürlichen Umgebung. Endlich konnte ich den Energieaustausch mit dem Universum genießen, mit der Kälte wie mit der Wärme. Endlich konnte ich dankbar dafür sein, dass ich am Leben bin, auch dann, wenn es Probleme gibt. Endlich wurde ich mir bewusst, dass ich ein Teil von etwas bin, das viel größer ist als ich, von dem ich abhänge und von dessen Wohlbefinden auch unser aller Wohlbefinden abhängt.

Durch meine Recherchen – in der Praxis Schritt für Schritt barfuß über jede Art von Gelände, in der Theorie, wenn ich alles verschlang, was ich über die Beziehung Mensch–Natur zu lesen bekam – stieß ich auf das Konzept der *Biophilie*.

Biophilie – was ist das?
Biophilie ist eine wissenschaftliche Hypothese, die in den 1980er-Jahren vom Biologen Edward O. Wilson vorgestellt wurde. Ausgehend von dessen Konzept »Liebe zum Leben« war der Begriff zunächst

vom Psychologen Erich Fromm verwendet worden. In der heutigen Verwendung bezeichnet Biophilie unsere angeborene Affinität zu anderen Lebensformen und die Möglichkeit, dass diese Anziehung sich in Empathie verwandeln kann. Nach neuesten Studien war diese Affinität zum Leben über Millionen von Jahren der Motor unserer Evolution. Und sie kann heute, wo wir oft in einem von der Natur und den anderen lebenden Arten entfremdeten Zustand leben, den Ausgangspunkt für den Prozess zur psychischen Reife eines Individuums und damit letztendlich zu unserem persönlichen geistig-körperlichen Wohlbefinden darstellen.

Die Wissenschaft stimmt endlich einer Tatsache zu, die in allen spirituellen Traditionen der Welt bekannt ist, oder, um es mit den Worten eines schönen Chansons von Franco Battiato zu sagen: »Tutto l'universo obbedisce sempre all'amore« – das ganze Universum gehorcht immer dem Gesetz der Liebe.

Wer barfuß auf jeder Art von natürlichem Boden laufen will, muss lernen, den Pfad zu lieben. Und wer in natürlichen Gewässern schwimmen will, auch wenn sie kalt sind, und daraus Lebenskraft und Gesundheit schöpfen will, muss lernen, die Kälte zu lieben. Dafür müssen wir mit unseren Gefühlen in Dialog treten.

Als ich bei meinen Erfahrungen in der Natur nach diesem Dialog suchte, erkannte ich: Ist der Kontakt erst einmal aufgebaut, müssen wir keine Situationen mehr erzwingen. Stattdessen können wir sie in einem vollkommenen Zustand des »Eintauchens« und des »Flusses« erleben. Dieser Zustand kommt sehr nah an Glück heran und verwandelt sich in ebendieses, sobald wir uns vollkommen der empfundenen Freiheit überlassen und sie auch ausleben.

Um dorthin zu gelangen, müssen wir in uns schlummernde Fähigkeiten wiedererwecken, die das Ergebnis einer langen Evolution sind: Der Kontakt mit den Kräften der Natur ist das schnellste Mittel, um dieses Potenzial wachzurufen. Und unter all diesen Kräften ist es die Kälte, die diesen Prozess mehr als jede andere beschleunigt.

Als ich barfuß über Schnee lief, und danach, als ich im Zuge meines Experiments in einem Alpensee auf 2.500 Metern Höhe schwamm, begriff ich – auch wenn es seltsam klingen mag –, dass die Kälte eng mit unserer Liebe zum Leben verbunden ist. Für beide braucht man einen aufgeschlossenen Geist, der in der Lage ist, sich zu verlieben und Empathie mit der Natur zu empfinden. Einen Geist, der mit der Kälte in Dialog tritt und daraus all die Vorteile zieht, die wir schon kennengelernt haben!

Das verstehe ich unter dem Begriff HOT mind

Ein Geist, der sich in das Leben verlieben und Mitgefühl zu jeder seiner Formen empfinden kann, ist gleichzeitig in der Lage, dem Leben eine Bedeutung zu geben und Dingen »Wärme« zu schenken, auch der Kälte.

In diesem Sinne ist das Empfinden von Kälte vor allem eine Geisteshaltung. Selbst wenn die Außentemperatur, objektiv gesehen, sehr niedrig liegt: Die Ressourcen, die uns die Kälte ertragen lassen, die sie in eine stimulierende, regenerierende Erfahrung, in ein Wohlgefühl verwandeln, diese Ressourcen setzt unser Verstand frei. Unser Verstand ist in der Lage, das zu aktivieren, was ich als HOT-mind-Zustand bezeichne: einen Zustand, in dem wir in der Lage sind, bewusst auf die Wärmeproduktion unseres Körpers Einfluss zu nehmen, und zwar ausgehend von der Fähigkeit, unsere Gedanken, unsere Vorstellungskraft und unsere Gefühle zu lenken.

Wenn wir also Kälte empfinden, darf unser erster Gedanke nicht wie allgemein üblich sein: »Mir ist kalt. Wie kann ich den Wärmeverlust verhindern oder verlangsamen? Sollte ich eine Wollmütze aufsetzen oder einen dickeren Pullover anziehen?« Stattdessen sollten wir uns auf die Fähigkeit konzentrieren, Wärme in unserem Körper zu erzeugen. Diese Fähigkeit ist uns zum Teil angeboren, und zwar als von autonomen und spontanen Prozessen abhängige Form, sie kann aber zum Teil auch erlernt und verstärkt werden.

Erinnern wir uns an das Beispiel des Wiedehopfs, der die Vögel zu Simorgh führt. Wir benötigen Leidenschaft, diese Fähigkeit, sich in das Leben zu verlieben und den Dingen »Wärme« zu geben. Aber wir benötigen auch eine Methode, die uns leitet. Mithilfe der richtigen Methode können wir die Leidenschaft entwickeln, uns schrittweise der Kälte stellen und traumatische Erfahrungen vermeiden, die unserer Gesundheit und Motivation ohne Not schaden könnten.

Methoden bieten die Möglichkeit, Erfahrungen und Kenntnisse zu vermitteln, die jeder und jede anwenden kann. Genau das ist mein Ziel, wenn ich euch nun die HOT-mind-Methode vorstelle, die ich auf Grundlage meiner fruchtbaren Beziehung zur Kälte entwickelt habe. Wie jede Methode lässt sie sich selbstverständlich in eure je eigene, individuelle Erfahrung einbetten und in die eine oder andere Richtung ausbauen.

Empathie dagegen kann man nicht lehren. Aber wir können Bedingungen schaffen, die ihr förderlich sind, und versuchen, sie in den Herzen hervorzurufen, so wie der Wiedehopf in den Vögeln der Welt die Liebe und Sehnsucht nach Simorgh erwecken konnte.

Die HOT-mind-Methode vereint die Kraft der Emotionen mit dem Wissen um die Anwendung geeigneter Techniken. Sie vereint Kopf und Herz als Motoren eines perfekten biologischen Systems – unseres Körpers –, die von einem universellen und unerschöpflichen Kraftstoff angetrieben werden: der Liebe zum Leben.

Übrigens gibt es jenseits der grundsätzlichen Fähigkeit, Wärme in unserem Körper zu erzeugen, einen anderen Grund, weshalb ich den englischen Begriff HOT für »heiß« gewählt habe. Dazu haben mich die Wissenschaften inspiriert, die sich mit dem Lernen und den Prozessen der Kompetenzentwicklung beschäftigen. Sie verwenden HOT als Akronym für *higher-order thinking* (Denken höherer Ordnung). Damit bezeichnen sie einen Lernweg, durch den man neue Ideen als Antwort auf komplexe Probleme analysieren, bewerten, erforschen und entwickeln kann. Also einen kritischen, aber auch kreativen Ansatz, den wir angesichts der großen Herausforderungen von heute ganz besonders brauchen.

HOT führt uns zu einer Vision der Welt und der Menschen darin, die uns helfen könnte, eine naturalistische Intelligenz zu entwickeln. Mit diesem Konzept bezeichnete wiederum der Psychologe Howard Gardner die Fähigkeit, in eine tiefe Verbindung zu den Lebewesen und den »natürlichen Dingen« zu treten und sich ihrer anzunehmen.

Die innere Wärme zu hegen kann aber auch bedeuten: unsere angeborene Affinität zum Leben wiederzuerwecken, uns von dieser leiten zu lassen, um unser individuelles Wohlgefühl wiederzufinden und zu einem gesunden Zustand der Erde zu gelangen. Lasst uns Kontakt mit den Naturelementen und -gewalten suchen, zuallererst mit der Kälte! Dies kann der beste Weg sein, diese Reise der Rückkehr zu uns selbst und zu unseren Wurzeln anzugehen.

II.

HOT mind in der Praxis

Die vier Horizonte der HOT-mind-Methode

Auf dem Weg gibt es viel Trockenheit und viele
Meere und denke nicht, dass der Weg kurz ist.
Ein tapferer Mann muss für den Weg erhaben sein,
weil der Weg weit ist und das Meer sehr tief.

FARID UD-DIN ATTAR

Der Wiedehopf fordert die Vögel der Welt auf, eine lange Reise zu unternehmen: Es ist die Reise des Lebens, eine Reise, auf die man mit dem ganzen Herzen gehen und auf der man in gewisser Weise sich selbst verleugnen muss, um zu seinem innersten Selbst zurückzukehren.

Uns selbst zu verleugnen bedeutet in unserem Fall, dass wir auf Dinge verzichten, die wir für unverzichtbar halten, auf die kleinen Sicherheiten des Komforts, auf die »wetterfesten« Panzer, in denen wir den größten Teil unserer Zeit verbringen. Wenn wir diese Annehmlichkeiten aufgeben, uns dahingehend also verleugnen, können wir zum wahren Wesen unseres Daseins zurückkehren und mit dem Universum und allen Lebensformen durch einen ständigen Austausch von Energie kommunizieren.

Ich empfehle, die HOT-mind-Methode so anzugehen, als würdest du eine Reise unternehmen. Du beschreitest einen Weg des sensorischen, kognitiven und emotionalen Lernens, der dich jeden Tag einen neuen, erweiterten Blick auf den Sinn unseres Daseins werfen lässt.

Um also wirklich zu guten Reisenden zu werden, müssen wir in der Lage sein, uns in alle Richtungen zu bewegen und immer bis zum Horizont zu schauen, um uns von dort Führung und Inspiration zu holen. Deswegen habe ich die Prinzipien und Techniken der HOT-mind-Methode nach den vier Himmelsrichtungen aufgeteilt: Norden, Süden, Osten und Westen.

Stelle dir vor, du stehst aufrecht in der Mitte eines Kompasses und schaust geradeaus. Auf der Suche nach einem ganzheitlichen Verständnis der unendlich vielen Richtungen, in die deine Reise gehen kann, drehst du dich einmal um 360 Grad. Auf diese Weise blickst du einmal in alle vier Himmelsrichtungen und lernst die Prinzipien und Techniken kennen, die dir diese weiten Horizonte vermitteln.

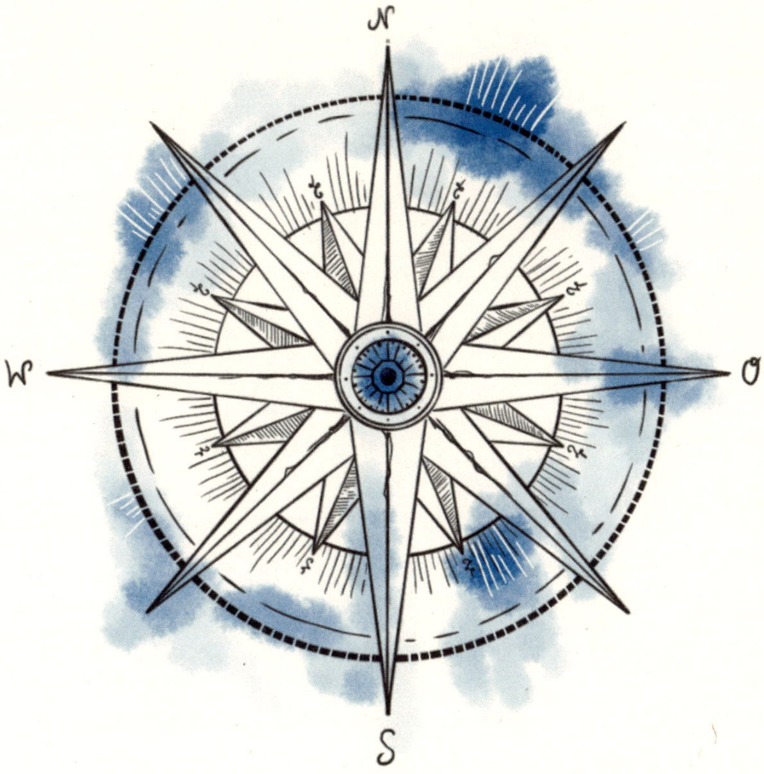

Der Kompass, Sinnbild der Himmelsrichtungen
und der damit verbundenen Prinzipien und Techniken,
die wir hier erlernen.

Die vier Horizonte und ihre Prinzipien

- Wenn wir den Blick nach **Norden** richten, erleben wir die mentale Präsenz und die Tiefe unseres Seins, die wir durch bewusstes Atmen erfahren können.
- Wenden wir den Blick nach **Süden**, lernen wir die innere Wärme kennen, die in uns vom Geist erzeugt werden kann.
- Blicken wir nach **Osten**, entdecken wir die Geheimnisse des Erwachens durch die Kälte und der Verbindung mit der Erde.
- Richten wir den Blick nach **Westen**, entscheiden wir uns für Aktivitäten und Übungen im Freien, und zwar für jene, die in diesem Moment oder zu dieser Jahreszeit am besten zu uns passen.

Keine dieser vier »Reiserichtungen« schließt die andere aus, alle haben uns jederzeit und im selben Moment etwas zu zeigen. Deshalb müsst ihr diese Kapitel auch nicht in der Reihenfolge lesen, wie sie hier im Buch stehen. Ich habe sie so gewählt, um zunächst bei den grundlegenden Übungen zu beginnen, die man niemals vernachlässigen sollte: den Atemübungen. Von dort könnt ihr dann zu den vielen Möglichkeiten übergehen, durch die wir einen sinnlichen Kontakt und Umgang mit den Elementen der Natur erreichen, darunter die Kälte. Lauft einfach los! Je weiter unsere Erfahrung mit der Kälte fortschreitet, desto besser können wir all das, was wir von den vier Reiserichtungen gelernt haben, anwenden und nach und nach miteinander kombinieren.

Das Allerwichtigste ist, dass ihr die Methode selbst anwendet und an euch erfahrt: In keine der vier Richtungen kann man nur in der Theorie einen Schritt gehen. HOT mind ist eine auf der Praxis basierende Methode, bei der man zunächst eine Erfahrung macht, die anschließend durch theoretisches Wissen unterfüttert werden kann. Es geht nicht darum, extreme Erfahrungen zu machen oder über die eigenen Grenzen hinauszugehen. Ihr müsst nur bereit sein, ein wenig von eurem Komfort und den Sicherheiten aufzugeben, die euch Halt geben.

Vor allem solltet ihr euch der Fähigkeit öffnen, voller Wärme und Leidenschaft auf die Welt zuzugehen. Dabei werdet ihr entdecken, dass ihr auf diese Weise nicht nur euren Körper »mit Wärme erfüllen« könnt, sondern jede Situation in eurem Leben und jeden Zustand eures Seins. Ihr werdet euch im Alltag lebendiger fühlen als je zuvor und erkennen, dass es unterschiedliche Ebenen des Seins gibt je nachdem, welche »Temperaturen« wir unserem Körper und unserem Geist vermitteln können. Und ihr werdet herausfinden, was es bedeutet, ein lebendiges Herz zu haben, das sich nicht nur damit begnügt, regelmäßig zu schlagen, und dass man in einem einzigen Augenblick nicht nur ein, sondern hundert Leben leben kann.

Ich wünsche euch tapferen Männern und Frauen eine gute Reise mit der HOT-mind-Methode!

NORDEN

Atme

Eine Welt voll von Vögeln hatte sich auf den Weg gemacht, aber nicht mehr als dreißig kamen an. Dreißig Vögel ohne Federn, kraftlos und schwach, mit gebrochenem Herzen, ohne Seele und Körper. Sie sahen einen Herrn, unbeschreiblich und ohne zu benennende Eigenschaften, höher als alles Auffassungsvermögen von Verstand und Erkenntnis.

FARID UD-DIN ATTAR

Von den vielen Vögeln, die auf Anregung und unter der Führung des Wiedehopfs aufgebrochen sind, schaffen es nur dreißig bis zu dem legendären König, der jenseits der Grenzen der Welt lebt und dessen Name, Simorgh, eben »Dreißigvögel« bedeutet. Später werden wir herausfinden, was dies auf einer tiefer liegenden Ebene bedeutet und wem die dreißig tapferen Reisenden dann tatsächlich gegenüberstehen, doch jetzt möchte ich vor allem auf das hinweisen, was die dreißig sehen, als sie ihr Ziel erreichen: Es ist »unbeschreiblich und ohne zu benennende Eigenschaften«, ein Zustand – eine Erfahrung – »höher als alles Auffassungsvermögen von Verstand und Erkenntnis«, also genau das, was wir anstreben, wenn wir unseren Blick nach Norden richten.

Der nördliche Horizont unserer Reise steht für den Teil der HOT-mind-Methode, der sich mit der spirituellen Reinigung und den Bedingungen befasst, die einen klaren Geist und ein klares Bewusstsein befördern, die tief in uns verwurzelt sind.

Wenn wir nach Norden reisen, durchschreiten wir das Tor des Geistes, um zu unserem innersten Sein zu gelangen. Wir erhalten Zugriff auf unsere Fähigkeit, die innersten körperlichen Prozesse zu beeinflussen, Prozesse, die normalerweise vollkommen automatisch und unbewusst ablaufen. Als Transportmittel in diese Richtung dient uns der Atem, der durch sein Fließen unser Leben selbst bestimmt.

Was geschieht, wenn wir atmen?

Das Atmen ist der grundlegende physiologische Akt für unser Leben: Wir können zwei Wochen ohne Nahrung überleben und bis zu zehn Tage ohne Wasser, aber wir können nur ganz kurze Zeit ohne Sauerstoff überstehen. Abgesehen von den Menschen, die Apnoetauchen auf höchstem Niveau betreiben und in der Lage sind, etliche Minuten auszukommen, ohne zu atmen, werden die meisten von uns kaum länger als eine Minute den Atem anhalten können.

Und obwohl buchstäblich unser Leben vom Atem abhängt, beschäftigen wir uns kaum mit ihm, zumindest so lange nicht, bis Krankheiten oder andere körperliche Probleme uns dazu zwingen, da er nun nicht mehr ausreicht, um die normalen Körperfunktionen aufrechtzuerhalten.

Der Atem ist eine autonome Funktion und benötigt des-

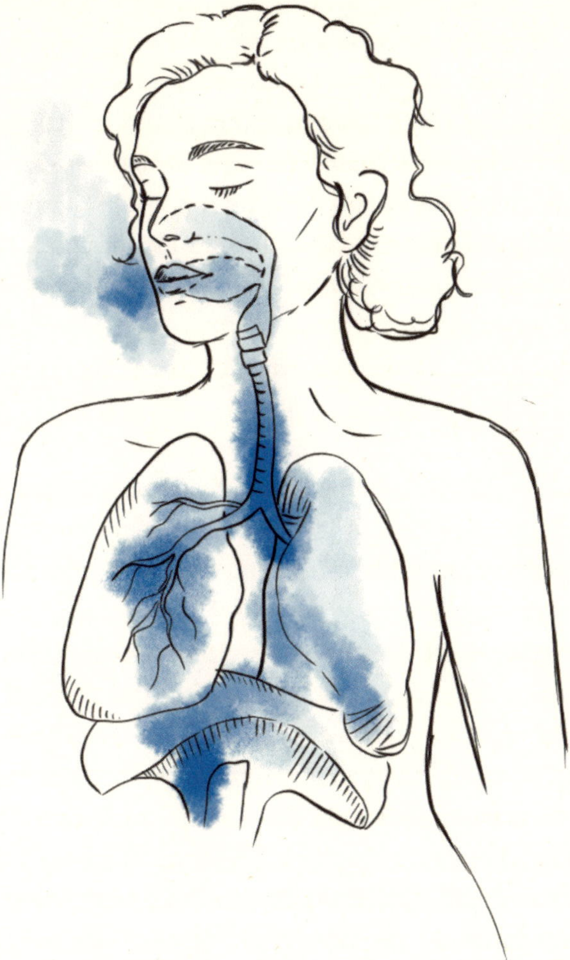

Die oberen Atemorgane mit Nasenraum,
Rachen, Kehlkopf, Luftröhre, Lunge,
Bronchien und Zwerchfell.

halb im Grundmodus keine Aufmerksamkeit von unserer Seite. Wir atmen auch dann, wenn wir nicht daran denken. Und während wir unser Leben leben und uns mit ganz anderen Dingen beschäftigen, führt der komplexe und raffinierte Atmungsmechanismus den Zellen unseres Körpers den nötigen Sauerstoff für einen funktionierenden Stoffwechsel zu und sorgt dafür, dass das bei der Oxidation produzierte Kohlendioxid wieder ausgestoßen wird.

Grundsätzlich kann man zwei Atmungsebenen unterscheiden: die äußere Atmung oder Lungenatmung und die innere Atmung oder Zellatmung, wobei die äußere Atmung zum Zweck der Zellatmung stattfindet. Die äußere Atmung besteht aus der Einatmung, also der Zufuhr von Luft durch die Atemwege in die Lunge bis an die Blut-Luft-Schranke, und der Ausatmung, also dem Ausstoß der verbrauchten Luft auf dem gleichen Weg, nur umgekehrt.

Einatmen und Ausatmen beziehen das gesamte Nerven- und Muskelsystem mit ein, das auch benötigt wird, um sie überhaupt zu aktivieren. Das Einatmen ist eine aktive Tätigkeit und wird hauptsächlich durch das Absenken des Zwerchfells gesteuert, eines kuppelförmigen Muskelgebildes, das den Brustinnenraum (Thorax) vom Bauchraum (Abdomen) trennt und gegebenenfalls durch die Zwischenwirbel- und Brustmuskulatur unterstützt wird. Das Ausatmen ist eine passive Tätigkeit und erfolgt vor allem aufgrund der Eigenspannung des Lungengewebes, das nach der Ausdehnung während der Einatmung in den ursprünglichen Zustand zurückzukehren sucht.

Gut zu wissen
Bei der sogenannten Tiefenatmung ist das Ausatmen ein aktiver Vorgang, da sich hier auch die Bauchmuskulatur zusammenzieht, damit sich das Zwerchfell wieder möglichst weit nach oben bewegt. Das Zwerchfell ist also der eigentliche Motor der Atmung, der wie eine Pumpe in den Lungen jenen Druckunterschied erzeugt, der Luft von außen einsaugt und dafür sorgt, dass sie wieder ausgestoßen werden muss.

Der Druckunterschied zwischen den Gasen sorgt auch dafür, dass die innere Atmung erfolgt, der Gasaustausch zwischen Blut und Zellgewebe: Die in der eingeatmeten Luft enthaltenen Sauerstoffmoleküle werden ins arterielle Blut geschleust und von dort vor allem durch das Hämoglobin, ein Molekül in den roten Blutkörperchen, ins Gewebe weitertransportiert. Sauerstoff dient dabei als »Brennstoff« für die Stoffwechselprozesse, bei denen Energie erzeugt wird: Durch diese Prozesse entsteht im Körper auch Kohlenstoffdioxid, das an das venöse Blut abgegeben, von dort in die Lungen transportiert und durch die Atmung wieder in die Umgebungsluft freigesetzt wird.

Der weitaus größte Teil des Transports von Kohlendioxid im Blut erfolgt über das darin enthaltene Wasser: Das Kohlendioxid geht eine chemische Verbindung mit Wasser ein, und so entsteht Kohlensäure. Da Kohlensäure sehr instabil ist, zerfällt sie sofort in Bikarbonat und Protonen. Diese chemische Reaktion ist reversibel, und so trennt sich in den Lungenbläschen das Kohlendioxid wieder vom Wasser und wird dann durch die Atemluft freigesetzt. Je höher die Konzentration des Kohlendioxids im Blut ist, desto höher ist auch die Konzentration der Protonen. Die Konzentration von Protonen (H^+) in einer Substanz bestimmt die Höhe des pH-Werts, mit dem der saure oder basische Charakter einer Substanz gemessen wird. Die Skala für den pH-Wert reicht von 0 bis 14, hohe Konzentrationen von Protonen (pH-Wert 1 bis 6) stehen für saure Substanzen, niedrige Konzentrationen (pH-Wert 8 bis 14) für basische Substanzen, während der pH-Wert 7 einen neutralen Zustand anzeigt. Menschliches Blut hat einen durchschnittlichen pH-Wert von 7,4, ist also leicht basisch, der Abweichungsbereich ist extrem begrenzt. Denn eine ganze Reihe von Puffersystemen, insgesamt »Blutpuffer« genannt, wirken ständig im Körper zusammen, um den pH-Wert des Blutes konstant auf einem Wert um 7,4 zu halten.

Für unsere Gesundheit ist dieser Wert optimal, weil so Übersäuerungsprozesse vermieden werden, die zum Verfall des Körpers und schließlich zum Absterben von Gewebe und Organen führen. Das schnellste dieser Puffersysteme ist tatsächlich die Atmung. Sie reagiert unmittelbar auf eine Erhöhung des Säurewerts im Blut, durch die, wie wir gesehen haben, auch die Konzentration von Kohlendioxid steigt. Die Folge: Die Atemfrequenz erhöht sich, um die Lungen besser mit Luft zu versorgen, mehr Kohlendioxid auszustoßen und so den pH-Wert wieder ins Gleichgewicht zu bringen. Dies geschieht zum Beispiel, wenn sich durch eine außergewöhnliche längere körperliche Belastung Milchsäure im Blut bildet. Milchsäure wird von den Zellen produziert, wenn sie bei Sauerstoffmangel Glukose zur Energiegewinnung einsetzen. Daraus erfolgt eine Übersäuerung des Blutes, auf die der Körper mit Hyperventilation antwortet.

Die äußere Atmung reagiert also auf die biochemischen Veränderungen, die durch die innere Atmung entstehen. Genau aus diesem Grund haben wir die Möglichkeit, auf diese Veränderungen einzuwirken und sie zumindest teilweise zu beeinflussen. Dies ist möglich, weil es sich bei der äußeren Atmung nicht nur um einen rein autonomen Vorgang handelt, sondern um eine Funktion, die wir auch bewusst steuern können.

Wenn wir bewusst die Atemfrequenz und die Atemtiefe steigern – wir werden noch sehen, wie das geht (siehe Kapitel »Einfache Atemübungen«, S. 80) –, können wir den pH-Wert im Blut erhöhen. Indem wir den Säuregrad durch einen vermehrten Ausstoß von Kohlendioxid verringern, tragen wir nämlich dazu bei, dass er im optimalen Bereich bleibt. Und sobald wir in der Lage sind, die innere Atmung durch die äußere anzuregen, können wir sogar die Zellaktivität erhöhen. Das wiederum führt zu einer erhöhten Produktion von innerer Wärme durch die Aktivierung von intrazellulärer »Verbrennung«. So wird der Atem zu einem Steuerungsinstrument für ein hochkomplexes biologisches System: unseren Körper.

Zu wissen, wie wir dieses Steuerungsinstrument gezielt benutzen können, wirkt sich entscheidend auf unsere Lebensqualität, unsere Gesundheit und unsere Lebensenergie aus. Auch wenn uralte Lehren wie Yoga – wie wir heute sehen – dies schon immer erkannt und miteinbezogen haben, gibt es wahrscheinlich noch vieles, was die Wissenschaft uns über die Verbindung von Atmung, Sauerstoff und Zellaktivität eröffnen kann. Während ich an diesem Buch schreibe, wird zum Beispiel bekannt, dass der Nobelpreis für Medizin 2019 an die US-Forscher William Kaelin und Gregg Semenza sowie den Briten Sir Peter Ratcliffe geht wegen ihrer Entdeckungen in Bezug auf die Mechanismen der Sauerstoffversorgung in den Zellen. Sie haben erforscht, wie die Zellen ihren Stoffwechsel bei Sauerstoffmangel anpassen und welcher Bezug zwischen diesen Prozessen und körperlicher Anstrengung, traumatischen Vorgängen (Verletzungen, Infarkte, Schlaganfälle) oder schweren Krankheitszuständen wie Tumoren besteht.

Der Atem ist das Seil im Brunnen

In seinem Buch »Principes et préceptes du retour à l'évidence« (Prinzipien und Grundsätze der Rückkehr zum Offensichtlichen, Denoël, Paris 1945) schreibt der Philosoph und Dichter Lanza del Vasto (1901–1981), der Atem sei »das Seil im Brunnen« für diejenigen, die zu ihrem innersten Selbst herabsteigen und lernen wollen, wie sie »Glut« oder »Stein« werden, indem sie den Atem verlangsamen oder beschleunigen und so die eigenen Körper vor Wärme, Kälte, Erschöpfung und jeder Krankheit oder Belastung schützen.

Dabei handelt es sich eigentlich um uraltes Wissen, das »tapfere Reisende« schon vor mehr als 4000 Jahren dank der

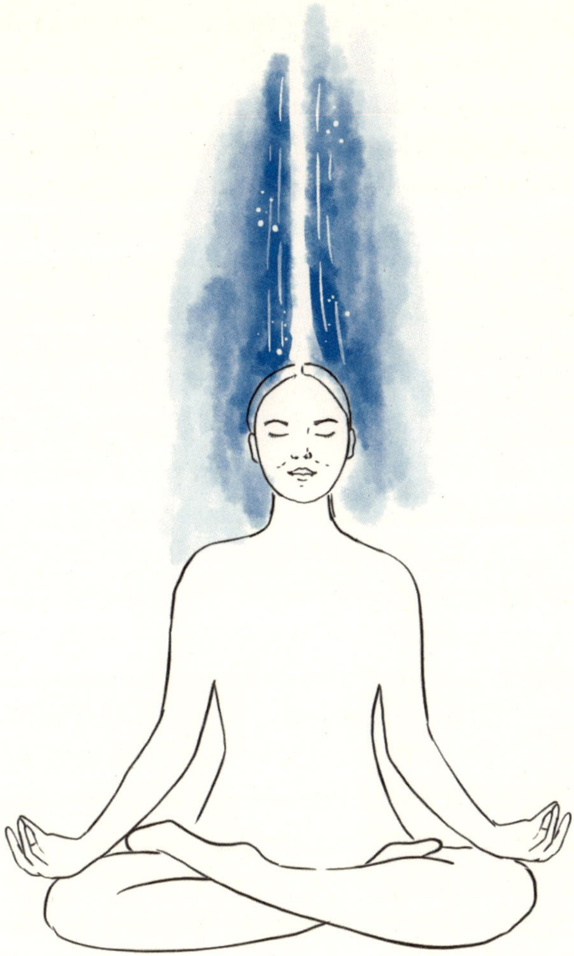

**Atem ist Lebensenergie
und indem wir atmen, verbinden wir uns
mit dem gesamten Universum.**

Yogalehren praktizierten. Im Yoga wird das Atmen und mit ihm die Luft, aus der wir den Sauerstoff beziehen, von jeher als eine Manifestation des *Prana* angesehen, der Lebensenergie, die jede Lebensform und das gesamte Universum einschließt und erhält. Prana ist im Yoga die universelle Lebenskraft, die sich in unterschiedlichen Formen zeigt, von der Schwerkraft über Magnetismus bis hin zur Elektrizität. Dahinter steht eine Weltsicht, die zwar in längst vergangenen Zeiten entwickelt wurde, die wir aber ausgezeichnet mit den Gedanken der modernen Physik in Einklang bringen können, denen zufolge die Materie in Wellen verlaufende Energie ist. Daraus folgt, dass *Pranayama* – *ayama* bedeutet »kontrollieren, beherrschen« – weit mehr als eine Reihe von Atemtechniken ist, nämlich eine ernst zu nehmende Wissenschaft des Atems und der Kontrolle über das Prana.

Wir können zumindest in der Theorie verstehen, wie sich uns, wenn wir die feinen Energieströme unseres Atems kontrollieren, die verborgensten Pforten in die Tiefe öffnen, dorthin, wo die Lebensenergie unseres Seins pulsiert, und wie wir in diesen Tiefen eine innere Verbindung zwischen unserem Leben mit dem gesamten Universum erspüren können.

Ich sage zwar, das geht in der Theorie, doch all das wird nur durch die eigene Erfahrung Realität. Dafür braucht es lange und regelmäßige Praxis unter der Anleitung von erfahrenen Lehrern, doch der Ausgangspunkt sind immer wir selbst – genau so, wie wir sind, mit allem Potenzial, das wir von Natur aus mitbringen. Nichts unterscheidet uns von den Menschen, die dieses Potenzial auf weit höheren Ebenen ausschöpfen können, wie den schon erwähnten tibetischen Mönchen: Sie meditieren im Schnee oder in einer Umgebung, wo die Temperaturen deutlich unter null liegen, weil sie in der Lage sind, mit dem Geist und geeigneten Atemtechniken die Produktion von körpereigener innerer Wärme zu steuern (siehe S. 107).

Diese außerordentlichen Fähigkeiten lassen sich so erklären: Dank der bewussten Kontrolle unseres Atems kann unser Bewusstsein in den Lebensknoten, eine wahre »Kommandozentrale« unseres Organismus, vordringen – das Atemzentrum. Es befindet sich im Rückenmark, im unteren Hirnstamm, einer äußerst günstigen Position wegen seiner direkten Verbindung mit dem übrigen Nervensystem, das die Atmung steuert.

Das Atemzentrum überwacht jede noch so kleine Veränderung des pH-Werts und des Verhältnisses zwischen Kohlendioxid und Sauerstoff im Blut. Es reagiert unmittelbar darauf ebenso wie auf sensorische Reize und Gefühle, die ihrerseits Veränderungen in der Atmung bewirken.

Weil die Atmung also eine Funktion ist, die an der Grenze zwischen autonomer und reflexartiger Organtätigkeit und bewusster Aktivität angesiedelt ist, ist sie ein äußerst einflussreiches Steuersystem in unserem Organismus. Auch durch einfache Atemübungen, bei denen man sich entsprechend bewusst macht, welche Veränderungen sie bewirken, kann man schon nach kurzer Zeit spürbare Ergebnisse für die tägliche Lebensqualität erzielen. Und zu diesen Ergebnissen gehört eben auch: eine vorteilhafte Beziehung zur Kälte.

Im folgenden Teil werde ich euch einige vorbereitende Übungen vorstellen. Zum Erlernen der Atemtechniken benötigt man jedoch immer die persönliche Anleitung eines erfahrenen Lehrers. Zur Vertiefung empfehle ich euch daher, einen Yogakurs zu belegen, wo ihr viele der Prinzipien, auf denen die HOT-mind-Methode basiert, noch ausführlicher behandeln werdet.

Einfache Atemübungen

Atemfrequenz und Veränderung der Herzfrequenz

Wir können damit beginnen, uns bewusst zu machen, wie wir eigentlich atmen. Dazu messen wir zunächst unsere Atemfrequenz, das heißt, wir zählen mit, wie oft wir in einer Minute Atem holen. Aber denkt daran, dass jeder Atemvorgang aus zwei Phasen besteht, dem Einatmen und dem Ausatmen. Wenn ihr feststellt, dass eure Atemfrequenz bei 14–16 Atemzügen pro Minute liegt, entspricht das genau der aktuellen Norm für einen Erwachsenen.

Die allgemeine Reizüberflutung und die Sorgen und Probleme des Alltags bewirken leider, dass viele Menschen generell zu schnell atmen, mit einer Frequenz von 18–20 Atemzügen pro Minute. Eine so hohe Atemfrequenz ist ein Anzeichen dafür, dass der Sympathikus aktiviert wird, jener Teil des autonomen Nervensystems, der als »Gaspedal« des Körpers gilt. Er versetzt den Körper als Reaktion auf den bei plötzlichen Bedrohungen ausgelösten Angriff-oder-Flucht-Reflex in erhöhte Leistungsbereitschaft. Dafür werden die Darmtätigkeit vorübergehend unterbrochen, das Blut von der Haut und den Gliedern abgezogen und zu den inneren Muskeln und Organen transportiert und die Herzfrequenz gesteigert.

Das sympathische Nervensystem ist der Gegenspieler des parasympathischen Nervensystems, der »Bremse« des Körpers: Wird der Parasympathikus aktiv, sinken Herz- und Atemfrequenz, das Blut fließt wieder in Haut und Glieder zurück, und der Verdauungsapparat tritt erneut in Aktion. Das parasympathische Nervensystem ist also mit einem Zustand der Ruhe und Erholung verbunden. Zahlreiche wissenschaftliche Studien haben Symptome wie Unruhezustände, Depressionen, Verdauungsstörungen und Herzrasen einer verminderten Aktivität dieses Systems zugeordnet. Atmet man zu schnell, ist das oft ein deutlicheres Anzeichen für solche Probleme als die Herzfrequenz, die eventuell weiterhin bei Werten zwischen 60 und 90 Schlägen die Minute liegen kann, was als normaler Ruhepuls angesehen wird.

Es gibt noch einen Parameter, der entscheidend für unsere Gesundheit ist: die Herzratenvariabilität (HRV), also die natürliche zeitliche Variation zwischen zwei aufeinanderfolgenden Herzschlägen. Entgegen der allgemeinen Annahme ist es sogar wichtig für unseren Körper, dass das Herz nicht gleichmäßig schlägt, sondern dass der Abstand zwischen zwei Herzschlägen schwankt. Studien (zum Beispiel des Psychiaters David Servan-Schreiber) zeigen, dass Menschen, die unter schweren Krankheitssymptomen leiden, stets eine geringere zeitliche Variation der Herzschläge aufweisen. Die Variation in der Herzfrequenz entsteht durch den Wechsel gegensätzlicher Botschaften an den Körper:

Das sympathische Nervensystem gibt Gas, und das parasympathische tritt auf die Bremse. Ein hoher HRV-Wert zeigt an, dass der Körper gut auf Stress, äußere Reize und Erschöpfung reagieren und diese auffangen kann.

Sportler nutzen den HRV-Wert, um festzustellen, welche Trainingsintensität der Körper ertragen kann und wie schnell er sich wieder erholt. Inzwischen kommen immer mehr Fitnesstracker in den Handel, die nicht nur die Herzfrequenz, sondern auch den HRV-Wert messen. Sie haben eine Funktion für einen HRV-Stresstest, die auf einer Skala zwischen 0 und 100 anzeigt, wie viel sportliche Aktivität unser Körper leisten kann.

Indem man Einfluss auf eine falsche, oberflächliche Atmung nimmt, also die Frequenz bewusst verlangsamt und dafür sorgt, dass die Atmung tiefer wird, aktiviert man das parasympathische Nervensystem, was eine beruhigende Wirkung auf uns ausübt, die Muskeltätigkeit des Darms anregt und die Sekretbildung in den Drüsen. Dadurch wird wiederum das neurovegetative Gleichgewicht im Körper wiederhergestellt.

Unser Ziel sollte sein, durch eine schrittweise Veränderung der Praxis im Ruhezustand eine Atemfrequenz von zehn Atemzügen pro Minute oder weniger zu erreichen. Diese Atemfrequenz bringt nicht nur die schon erwähnten Vorteile für den Körper, sondern ist die Grundlage für unsere Annäherung an die Kälte. Denn bei Kälte sollten wir immer unsere Atmung verlangsamen und weit machen, bis wir ein weiteres hochwirksames Instrument in unsere Übungsroutine einführen werden, das jedem von uns zur Verfügung steht: die Apnoe, das heißt das Anhalten des

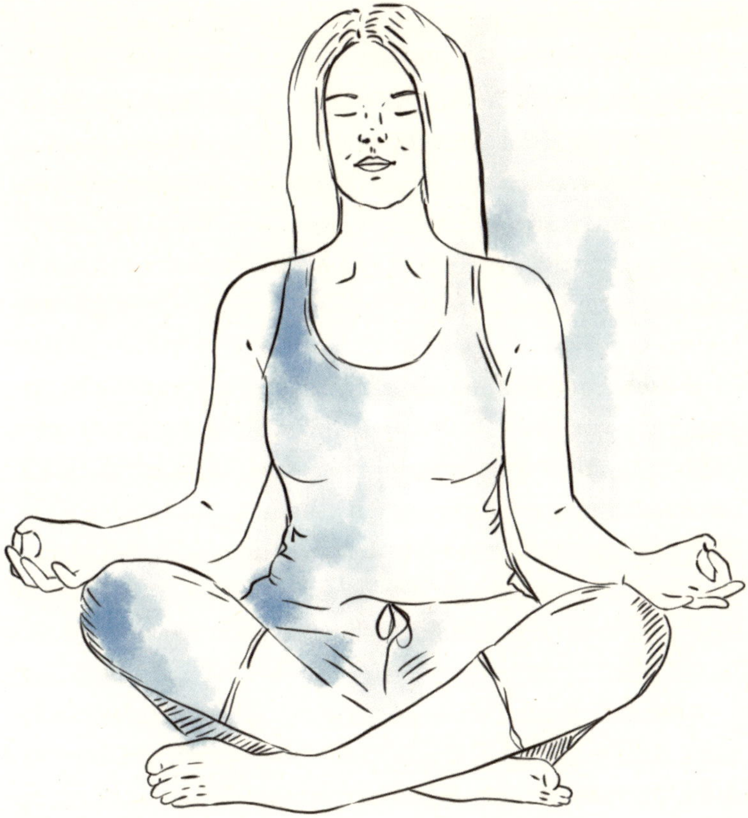

Eine aufrechte Körperhaltung,
zum Beispiel der Schneidersitz, hilft
der Atmung bei der Meditation.

Atems. Doch wenden wir uns jetzt den praktischen Übungen zu.

Hinweise

Alle Atemübungen sollten in einer aufrechten, bequemen Haltung ausgeführt werden. Wenn ihr Yoga oder Meditation praktiziert, könnt ihr euch dabei im Schneidersitz hinsetzen (im Idealfall, wenn jemand diese Position halten kann, ist es der volle Lotussitz). Man kann sich auch auf einen Hocker oder einen Stuhl setzen, aber bitte nicht anlehnen. Die Hände liegen entspannt auf den Oberschenkeln, die Füße stehen fest auf dem Boden. Die Wirbelsäule muss so gerade und lang wie möglich sein, die Schultern entspannt, Brustkorb und Bauch müssen sich frei bewegen und ausdehnen können. Deshalb sollte man bequeme Kleidung und keine Gürtel tragen. Am besten führt man die Übungen nüchtern oder mit kaum belastetem Magen durch, ein idealer Zeitpunkt ist am Morgen vor dem Frühstück.

Bei allen Übungen wird ausschließlich durch die Nase geatmet, nie durch den Mund. Diesen Grundsatz habe ich beim Yoga gelernt, ich befolge ihn immer, selbst in Extremsituationen wie einem Eiswasserbad. Ich bin absolut einer Meinung mit Mike Maric, wenn er in seinem hervorragenden Buch »La scienza del respiro« (Die Wissenschaft des Atems) schreibt: »Durch den Mund atmen ist genauso ›normal‹, als würde man durch die Nase essen!« Den Mund sollte man als Notlösung betrachten, die man nur einsetzt, wenn eine Nasenatmung unmöglich ist. Denn die Nase ist nicht einfach nur ein passiver Kanal, durch den die Luft strömt: Sie sorgt für die Aufbereitung der Luft vor deren Weiterleitung in die Atemwege und in die Lungen, das heißt, sie filtert und erwärmt sie auf annähernd Körpertemperatur, befeuchtet sie und befreit sie von schädlichen Bakterien.

Eins noch: Man sollte nie etwas erzwingen! Auch wenn ihr erfreut feststellt, wie positiv sich die Übungen auf eure Lebensqualität und auf eure Widerstandskraft gegen die Kälte auswirken, solltet ihr die Intensität der Übungen nur ganz allmählich steigern. Denkt immer daran, dass wir bei der Atmung in einen äußerst komplexen Mechanismus eingreifen, den man aus dem Gleichgewicht bringen kann, wenn man zu grob mit ihm umgeht!

Tiefe Atmung mit langsamem Ausatmen

Denkt immer an die Hinweise von eben, wenn ihr jetzt tief einatmet und genauso weit und vollkommen ausatmet. Macht das zunächst dreimal, mit fortschreitender Praxis könnt ihr die Übung auf Zyklen von sechs und anschließend zwölf Atmungsvorgängen erweitern. Versucht in beiden Phasen alle drei Bereiche der Atmung einzubeziehen – den unteren, mittleren und oberen, also den Bauch, den Brustkorb und die Schlüsselbeine: Während ihr einatmet, gebt ihr der eingesogenen Luft zunächst von unten her im Bauch den nötigen Raum. Dann richtet ihr den Brustkorb auf, und zum Schluss öffnet ihr die Schultern weit nach hinten und hebt dabei die Schlüsselbeine an. Beim Ausatmen geht ihr den umgekehrten Weg, senkt zunächst die Schlüsselbeine ab, dann den Brustkorb und schließlich den Bauch.

Je mehr ihr diese Übung verinnerlicht, versucht die Ausatmung zu kontrollieren und sie zu verlangsamen. Auf diese Weise werdet ihr allmählich länger ausatmen als einatmen.

Den Vorgang des Ausatmens bewusst wahrzunehmen ist eine sehr wichtige Phase dieser Übung, denn im Normalfall stoßen wir nie die ganze Luft aus den Lungen aus. Allerdings wirkt sich dies negativ auf die Atmung aus, denn je mehr Luft wir ausatmen, desto mehr können wir wieder einatmen. Eine gute Ausatmung begünstigt den Gasaustausch, also den Ausstoß von Kohlendioxid und eine höhere Sauerstoffversorgung des Blutes. Außerdem erhöht sie den Entspannungseffekt und die Konzentrationsfähigkeit.

Tiefe Atmung bei zweimal so langem Ausatmen wie Einatmen

Wenn ihr bei der ersten Übung Fortschritte gemacht habt, könnt ihr zur zweiten übergehen. Hier sollt ihr schließlich dazu kommen, dass ihr doppelt so lange ausatmet wie einatmet.

Dafür müsst ihr die Dauer eurer Atmungsvorgänge messen. Das könnt ihr tun, indem ihr stumm mitzählt: Om1, Om2, Om3, …

Auch bei dieser Übung beginnt ihr mit drei Atmungszyklen, später erhöht ihr auf sechs und anschließend auf zwölf, und dabei versucht ihr alle drei Atmungsbereiche miteinzubeziehen, Bauch, Brustkorb und Schlüsselbeine.

Setzt zunächst eine Zeitdauer für die Einatmung fest, damit ihr wisst, wie lange die doppelte Zeitspanne für die Ausatmung dauern soll. Zählt zum Beispiel bis drei und erhöht diese Zeit langsam. Der Zweck der Übung ist es, die Atemfrequenz zu senken und die Atmung zu vertiefen, also ihre Wirksamkeit bei der Sauerstoffversorgung des Körpers zu erhöhen.

Im Geist mitzuzählen und dabei das Mantra Om zu verwenden erleichtert einem auch, sich mental zu fokussieren, was für die Ausführung von Atemübungen äußerst wichtig ist. Es schult euch darin, euren Atem bewusst wahrzunehmen und durch ihn die Verbindung zwischen Geist und Körper herzustellen. Je mehr sich eure Atmung erweitert, umso mehr werdet ihr auch eine gesteigerte geistige Klarheit und mentale Präsenz an euch bemerken.

Die Fähigkeit, langsam und tief zu atmen, indem wir besonders die Ausatmung steuern, wird eines der wichtigsten Instrumente bei unseren Begegnungen mit der Kälte sein. Mithilfe dieser Fähigkeit können wir versuchen, ein Verhältnis zur Kälte aufzubauen, das nicht nur aus Ertragen und Überleben besteht, sondern aus einem positiven, fruchtbaren Dialog.

Der Zustand der Entspannung wird für euch der Schlüssel sein, mit dem ihr selbst unter schwierigen und unangenehmen Umständen den Zugang zur Liebe zum Leben finden werdet. Und diese Liebe zum Leben wird euch die nötige Energie verleihen, um weiter als je gedacht über eure Grenzen hinauszugehen!

Zwerchfellatmung

Wenn ihr die ersten beiden vorbereitenden Übungen verinnerlicht habt, seid ihr in der Lage, eine sehr wichtige Grundatmungstechnik anzugehen, mit der ihr eure Kontrolle über den Atmungsvorgang und dessen Wirksamkeit verstärkt.

Es geht um die Zwerchfellatmung. Sie ist ein weiterer Schritt zum bewussten Atmen, der sich vom einfachen Bewegen der Bauchdecke unterscheidet, wie wir es uns in den ersten Übungen angewöhnt haben.

Das bewusste Ausfüllen des Bauchraums ist allerdings eine unerlässliche Vorbereitung, um zu verstehen, was bei der Zwerchfellatmung vorgeht. Um uns diesen dynamischen Vorgang bewusst zu machen, können wir zunächst einige Male in vollständig entspannter Rückenlage – Schultern und Füße sind ebenfalls entspannt – ein- und ausatmen. Dabei legen wir die rechte Hand auf den Bauchnabel und die linke Hand auf die Brust, schließen die Augen und atmen nur »aus und in den Bauch«, der sich bei jedem Einströmen und Ausströmen der Luft hebt und senkt, während der Brustkorb sich nicht bewegt. Die Hände dienen als Kontrolle, die rechte folgt dem Auf und Ab des Bauches, während die linke auf dem Brustkorb liegen bleibt und sich ebenso wenig wie dieser bewegt.

Dies ist immer noch keine Zwerchfellatmung, aber mit der Übung lernen wir, die Bewegung in den beiden Atmungszonen »Mitte« und »unten« gut zu unterscheiden – und ob sie in Verbindung mit dem Atem aktiv oder passiv sind.

Sobald wir diese Unterschiede genau wahrgenommen und bewusst erlebt haben, können wir wieder in eine aufrechte Haltung zurückkehren (im Schneidersitz oder auf einem Stuhl sitzend), um nun die eigentliche Zwerchfellatmung zu begreifen und sie uns zu eigen zu machen. Diesmal positionieren wir die rechte Hand unterhalb und die linke oberhalb des Bauchnabels. Wieder atmen wir nur im Bauch, aber diesmal achten wir darauf, dass wir dies ausschließlich im Bereich oberhalb des Bauchnabels tun, dass sich also nur unsere linke Hand hebt und senkt, während der untere Bereich – und damit die rechte Hand – sich nicht bewegt.

Das müsst ihr sicher öfter üben und richtiggehend trainieren, bis ihr es schafft. Auf diese Weise führt ihr eine Zwerchfellatmung aus, bei der ihr die Kontrolle über die tiefe Bauchmuskulatur unterhalb des Nabels habt. So verhindert ihr vor allem während des Einatmens, dass sich der Bauch vorwölbt, wenn das Zwerchfell sich nach unten absenkt. Wird die Atmung richtig ausgeführt, trifft die Absenkung des Zwerchfells vielmehr auf den Widerstand der angespannten Bauchmuskulatur. Sie presst die Organe dagegen, regt auf diese Weise die Durchblutung im Bauchraum an, die sich stark verlangsamt hat, und begünstigt so den Rückfluss des venösen Bluts und eine angeregte Verdauung. Die Kontrolle über die tiefe Bauchmuskulatur verhindert auch, dass sich alle Bauchmuskeln entspannen und sich der typische »Speckring« um die Taille bildet.

Vorsicht!

Das Zusammenziehen der tiefen Bauchmuskulatur darf nicht übertrieben werden. Sollte sie nämlich verkrampfen, wäre die Folge eine Versteifung der Muskulatur des Zwerchfells. Dann bliebe nur noch die Brust- und die Schlüsselbeinatmung. Letztere findet man heute bei vielen Menschen, die in ständiger Anspannung und Verkrampfung leben: Diese Atmung ist hoch und flach und versorgt den Körper nur mit wenig Sauerstoff.

Wenn ihr euch die Zwerchfellatmung langsam angeeignet habt, könnt ihr sie auch bei den beiden vorbereitenden Übungen anwenden, die ich vorher beschrieben habe, und so das Ergebnis entscheidend verbessern. Ihr sorgt dann dafür, dass sowohl die Einatmung wie die Ausatmung alle Atembereiche miteinbezieht: Bauch, Brustkorb und Schlüsselbeine.

Die kontrollierte Zwerchfellatmung, so wie ich sie gerade vorgestellt habe, sollte wegen all der Vorzüge, die sie mit sich bringt, mit der Zeit zu eurer normalen Atmungsform werden. Wenn man mehrmals am Tag die Aufmerksamkeit auf die Kontrolle der tiefen Bauchmuskulatur richtet und die Zwerchfellatmung beibehält, wird sie für uns auf diese Weise ganz natürlich werden. Dadurch haben wir ständig direkten Zugang zu einer tiefen Atmung, die wir jederzeit, wenn es die Umstände erfordern, aktivieren oder verstärken können.

Womit wir beim aktiven Verhalten gegenüber der Kälte und den allgemeinen Veränderungen in den Witterungsbedingungen angelangt sind. Wenn Wolken die Sonne verdecken und die Temperatur um einige Grade sinkt, müssen wir nicht gleich eine Jacke anziehen. Wir können auch eine erhöhte Sauerstoffzufuhr abrufen und innere Wärme erzeugen. Dafür müssen wir nur eine tiefere Atmung aktivieren. Oft genügt es schon, eine Weile einen unangenehmen Zustand von Kälte auszuhalten, um festzustellen, dass wir die Situation vollkommen verändern können: einerseits durch Aktivierung unseres Stoffwechsels und andererseits durch einen bewussten Geist, der sowohl mit dem Universum verbunden ist als auch über den Atem mit dem eigenen Körper, einen Geist also, der in der Lage ist, einen HOT-mind-Zustand abzurufen.

Während ich an diesem Buch schrieb, habe ich an einem wundervollen sonnigen Septembertag eine Wanderung in den Dolomiten um Trient unternommen: Sie führte mich von der Cima Rosetta, dem Rosetta-Gipfel auf der Hochebene Altopiano delle Pale (2742 m), über das Dorf San Martino di Castrozza (1487 m) hinunter nach Trient (194 m). Die ganze Zeit lief ich in einem kurzärmeligen T-Shirt herum, obwohl die Temperatur tagsüber je nach Höhenlage zwischen 9 und 20 °C schwankte und sich dann schließlich bei 14–15 °C einpegelte. Statt mich den wechselnden äußeren Umständen entsprechend ständig an- und auszuziehen, passte ich mich innerlich an die Temperaturen an, und als ich abends nach Hause kam, fühlte ich mich sehr vital und voller Energie ... Ich war immer noch nur im T-Shirt!

Der Yogalehrer André Van Lysebeth beschreibt in seinem Buch »Die große Kraft des Atems« wesentlich spektakulärere Fälle wie zum Beispiel die Geschichte von Guru Swami Dhirendra Brahmachari, der 1966 in seiner Funktion als Yoga-Coach der Kosmonauten die damalige Sowjetunion besuchte und in Moskau im tiefsten Winter nur mit einem Gewand aus hauchdünnem Musselin bekleidet erschien. Als man ihm einen Pelzmantel anbot, antwortete er: »Wenn ich sie brauche, erzeuge ich die Wärme von innen!«

Den Atem anhalten und Energie freisetzen

Je besser ihr die vorgestellten Übungen verinnerlicht und euch die Zwerchfellatmung aneignet, desto eher könnt ihr damit beginnen, die Technik anzuwenden, die im Yoga als die Quintessenz der Kontrolle über den Atem gilt: die Apnoe, das Anhalten des Atems.

Im Yoga wird der Atemvorgang in vier und nicht in zwei Phasen eingeteilt: Zum Ein- und Ausatmen treten noch eine Phase des Atemanhaltens bei mit Luft gefüllten Lungen (nach dem Einatmen) und eine mit entleerten Lungen (nach dem Ausatmen). Berichte von Yogis an den Grenzen des Realen erzählen von unglaublichen Fähigkeiten, den Atem anzuhalten, von bis zu 30 Minuten und länger! Sicher ist, dass im Pranayama das Anhalten des Atems *(Kumbhaka)* die höchste Ebene dieser Übungen darstellt und das Ziel hat, die Zellatmung zu aktivieren, Energie im Körper freizusetzen und diese dann im gesamten Organismus zu verteilen.

Gerade dieses Anhalten des Atems ist der Auslöser für die stärksten Wirkungen der Atemtechniken. Zahlreiche Fähigkeiten werden dadurch aktiviert, die für einen Yogi eigentlich nur »Nebenerscheinungen« sind, aber nicht das wahre Ziel auf seinem Weg der Suche. Genauso wenig sollte es für uns das endgültige Ziel auf unserem Weg sein, durch diese Techniken über die Grenzen des Normalen hinaus in der Kälte auszuharren. Auch die rein gesundheitlichen Vor-

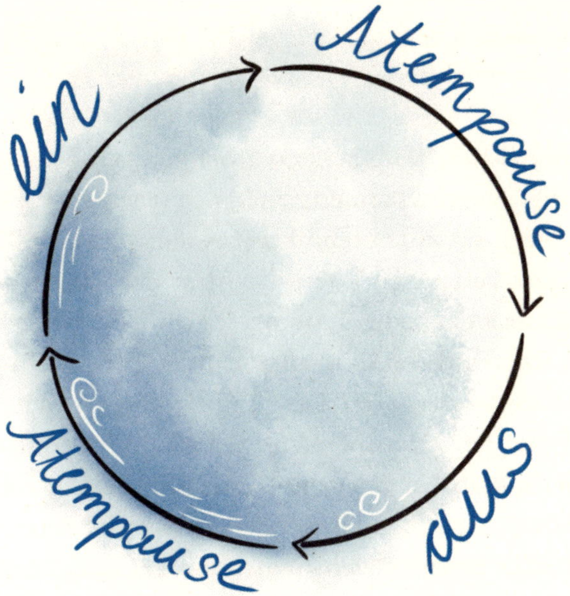

Eine einfache Atemübung mit
Kumbhaka (Atempause):
Einatmen, Ausatmen und die Atempausen
dazwischen sind immer gleich lang.

teile, von denen hier schon die Rede war, sind es nicht. Dieser Weg kann uns ein Ziel anbieten, das weit über das persönliche Wohlbefinden hinausgeht, und zwar darin liegt, dass wir eine lebendige Verbindung zum Wohlbefinden unserer Erde wiederfinden.

Ich hatte schon erwähnt, dass man die Techniken des Pranayama wegen ihrer starken Wirkung unbedingt unter der Anleitung eines erfahrenen Lehrers erlernen sollte. Trotzdem könnt ihr euch diesen Techniken mit zwei Übungen annähern. Auch bei diesen Übungen werdet ihr konkrete Ergebnisse spüren, die ihr einsetzen könnt, um euren Geist zu schärfen und den HOT-mind-Zustand zu aktivieren.

Führt die tiefe Atmung mit langsamem Ausatmen (siehe S. 85) aus, beachtet dabei meine Hinweise (siehe S. 84), aber nehmt am Ende der Einatmungsphase eine ebenso lange Phase auf, in der ihr den Atem anhaltet. Und genauso verfahrt ihr am Ende der Ausatmungsphase. Beim Luftanhalten darf aber nichts erzwungen werden, sondern es muss wie ein natürlicher Abschluss des Einatmens und des Ausatmens sein. Für einen leichteren Einstieg in diese Übung könnt ihr zur Kontrolle im Kopf die Dauer des Ein- und des Ausatmens mitzählen. Die Phase des Atemanhaltens soll ja ebenso lang dauern wie das Ein- bzw. das Ausatmen, und durch Zählen könnt ihr das besser einschätzen. Der ganze Vorgang muss so fließend und natürlich wie möglich ablaufen.

Sobald ihr diesen natürlichen Fluss erreicht habt, könnt ihr die zweite Übung angehen (siehe S. 86), bei der ihr schließlich doppelt so lange ausatmet wie einatmet. Die

Zeit für das Atemanhalten dauert jedoch stets genauso lange, wie ihr vorher die Luft einatmet.

Während ihr den Atem anhaltet, werdet ihr vermutlich ein Gefühl der inneren Wärme spüren. Das ist ein gutes Zeichen. Macht weiter so, aber ohne etwas zu erzwingen, und versucht, daraus eine Gewohnheit zu machen und kurze Phasen des Atemanhaltens zwischen Einatmen und Ausatmen in euren Alltag zu übernehmen.

Fortgeschrittene Atmungstechniken verlängern die Phasen des Atemanhaltens. Auf diese Weise lässt sich der Stoffwechsel beeinflussen, sodass es zu einer höheren Konzentration von Kohlendioxid im Blut und einer stärkeren Energieproduktion auf Zellebene kommt. Dabei wird Zucker abgebaut, und als Folge daraus steigt die Körpertemperatur.

Das Anhalten des Atems nach dem Einatmen, mehr noch als das nach dem Ausatmen, wirkt auf verschiedene Weise. Allgemein gilt jedoch, dass die Apnoe das parasympathische Nervensystem anregt und dadurch die Erholung des Körpers und die Verringerung der Herzfrequenz ebenso wie die Darmtätigkeit und eine Ausgeglichenheit des vegetativen Nervensystems fördert.

Vorsicht!
Werden die Apnoephasen weiter ausgedehnt (neunzig Sekunden und mehr), gelangen wir auf eine Ebene, wo man unbedingt von einem erfahrenen Lehrer überwacht werden muss, sonst kann es zu schweren Gesundheitsschäden kommen.

SÜDEN

Wärme deinen Geist

Es gab einen aufgewühlten Verrückten, der nackt und von einer Menge umringt war. Er sprach: »Herr, gib mir einen soliden Überrock und mach mich wie die anderen fröhlich.« Eine Stimme erhob sich und sprach: »Sieh, ich gab dir die warme Sonne, setz dich.«

FARID UD-DIN ATTAR

Im Versepos »Mantiq ut-tair« sind eine Reihe kürzerer Erzählungen und Anekdoten in die Haupterzählung von der Reise der Vögel eingeschoben. In der Geschichte, deren Anfang ich hier zitiere, heißt es, es genüge nicht, die Sonne zu haben, um sich ihrer Wärme bewusst zu sein: Meist wünschen wir uns lieber ein Gewand, um uns zu bedecken.

Um die »warme Sonne« zu bemerken und genießen zu können, müssen wir nun auf unserer Reise nach Süden blicken. Im Süden ist ihr Reich, im Süden erzählt uns der Horizont, wie wir durch die Kraft des Geistes Wärme in uns erzeugen können. Diese Fähigkeit zur inneren Wärme und die Möglichkeit zu erkennen, dass sie uns angeboren ist und dass wir sie weiterentwickeln können: Das sind die beiden wichtigsten Punkte der HOT-mind-Methode, ihre Seele und Quintessenz, neben der alles Übrige bloß noch eine reine Sammlung von Techniken und Praktiken darstellt.

In Wahrheit verfügt der Verrückte aus der Erzählung bereits über alles Nötige, um sich der Wärme der Sonne auf seiner Haut bewusst zu werden: Er hat auf die Annehmlichkeiten, sich mit Kleidung zu schützen, verzichtet und ist »aufgewühlt« von seiner leidenschaftlichen Suche nach etwas Höherem. Er erwartet, das Gesuchte in etwas zu finden, das nicht ihm gehört (eben jenem Überrock, den er von Gott erbittet). Stattdessen muss er doch nur eines tun, nämlich das Geschenk der Sonnenwärme annehmen.

Auf die gleiche Weise funktioniert der HOT-mind-Zustand. Er aktiviert sich spontan in uns in dem Moment, in dem wir das Geschenk unserer natürlichen Fähigkeiten und der Kräfte der Natur annehmen, die mit diesen kommunizieren.

Lasst uns jetzt sehen, mit welchen Übungen und Praktiken wir diese Fähigkeiten und ihren Dialog mit der Natur in uns wiedererwecken können. Und lasst uns auf diese Weise lernen, unseren Verstand zu »erwärmen«, um so auch den Körper zu erwärmen.

Übungen zur inneren Wärme

Die Verwurzelung

Die Technik, die ich euch jetzt vorstelle, wird auch bei der Bioenergetik von Alexander Lowen, einer Methode der Körperarbeit, und beim Yoga praktiziert. Es geht um die Technik der Verwurzelung, die ich sowohl in meine Praxis des

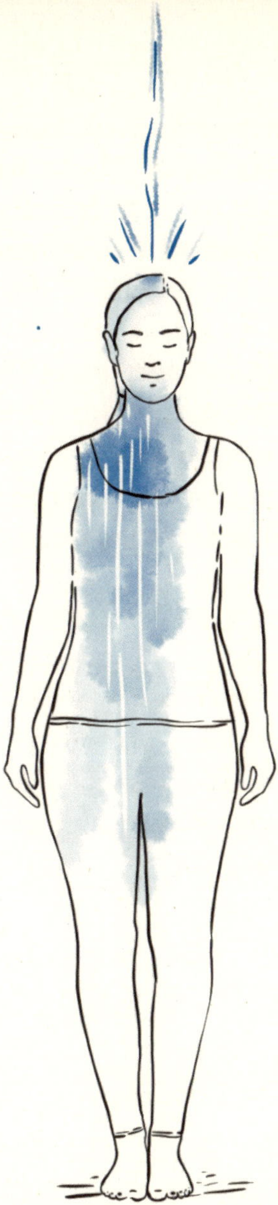

Tadasana, »der Berg«, ist eine Übung aus
dem klassischen Yoga, die dir Kraft und Stärke gibt.

Barfußlaufens in der Natur integriert habe als auch in die Didaktik, mit der ich diese Erfahrung anderen Menschen weitergebe.

Tatsächlich beginne ich jeden Workshop, ob er nun zwei Stunden dauert oder ein ganzes Wochenende, mit der Verwurzelungstechnik. Sie hilft den Menschen, eine starke Verbindung mit dem Ort aufzubauen, an dem wir uns befinden. Wenn diese Übung in der freien Natur und barfuß ausgeführt wird, verstärkt sich ihre Kraft exponentiell und gibt uns wirklich das Gefühl, in den Boden hinein »Wurzeln zu schlagen«. Wir fühlen uns im Einklang mit den Bäumen um uns herum, und die Energie der Erde erfüllt uns.

Mit der Zeit habe ich die Verwurzelung durch die Übung der imaginativen Atmung verstärkt, die ich aus den Lehren von Kozo Nishino übernommen und etwas abgewandelt habe. Dieser japanische Martial-Arts-Meister hat die höchsten Grade in Aikido und Kung-Fu und hat eine Atemtechnik entwickelt, wie man das *Qi* (die Lebensenergie der chinesischen Philosophielehren) kontrollieren und im Körper verteilen kann.

Imaginative Atmung: So geht's

Für die HOT-mind-Methode habe ich folgende Verwurzelungsübung entwickelt:

- Nimm eine aufrechte Position ein: Die Füße stehen parallel zueinander, etwas weniger als schulterbreit. Oberkörper und Kopf sind aufgerichtet, während die Arme locker und entspannt an den Seiten herabhängen.
- Verlagere das Gewicht auf die Vorderfüße. Es hilft, wenn du dabei die Knie leicht anwinkelst.
- Schließe die Augen und richte deine Aufmerksamkeit und dein gesamtes Bewusstsein auf das Gefühl beim Kontakt der Fußsohlen mit der Erde. Nimm ihn in allen Einzelheiten wahr, ohne ihn zu beurteilen. Bleib einfach stehen, wo du bist, die Füße bewegen sich nicht, und nimm den stärkeren oder geringeren Druck dieses Kontakts mit den verschiedenen Zonen der Fußsohlen und der Zehen wahr.
- Behalte die starre Position der Füße bei, fast als sollten sie im Boden versinken und für dich dort Wurzeln schlagen.
- Lass deine Aufmerksamkeit beim Kontakt der Füße mit der Erde, aber wende sie allmählich auch deinem Atem zu, lasse ihn frei und offen fließen.

- Wenn du den Kontakt deiner Füße mit dem Boden vollkommen spürst und dir deines Atems ganz bewusst bist: Stell dir vor, dass beim Einatmen die Luft von der Erde durch die Fußsohlen aufsteigt, nach oben die Beine entlang bis zum Herzen (oder in die Mitte der Brust) und beim Ausatmen den gleichen Weg zurück nimmt und wieder durch die Fußsohlen in die Erde zurückfließt.

- Wiederhole diesen Vorgang mindestens ein Dutzend Atemzüge lang und nimm den dünnen Energiefaden aus Luft wahr, der in deinem Körper ein- und wieder austritt, sich bei jedem Atemzug verstärkt und die Erde mit deinem Herzen verbindet.

- Zum Abschluss hebst du – immer noch mit geschlossenen Augen – die Füße langsam aus dem »Wurzelabdruck«, in dem sie bis eben standen: Je nachdem, ob du dich jetzt auf feuchter Erde, frischem Gras oder einem anderen Untergrund befindest, wirst du spüren, dass sich der jetzige Untergrund kühler anfühlt. Du kannst noch einmal versuchen, in deinen ursprünglichen »Fußabdruck« zurückzukehren, wobei du dich vom Gefühl der inneren Wärme leiten lässt, das du an dieser Stelle mit der Verwurzelungsübung erzeugt hast und das dort noch ein wenig erhalten bleiben kann.

Viele sind überrascht, welche Wärme bei dieser Übung unter den Fußsohlen entsteht. Man spürt sie besonders dann stark, wenn man die Verwurzelungsübung auf kühlen oder feuchten Untergründen ausgeführt hat – wie beispielsweise am Morgen auf dem taufrischen Gras. Ich empfehle euch, macht diese Gefühlserfahrung in diesem Moment zu eurer ganz eigenen und bewahrt sie in eurem Herzen. So kann dieses Gefühl zu einer Erinnerung werden, die ihr jedes Mal abrufen könnt, wenn ihr schnell einen inneren HOT-mind-Zustand aktivieren wollt, auch unterwegs beim Laufen oder sogar wenn ihr Schuhe tragt. Unser Geist funktioniert durch Simulationsprozesse, die auf bereits gemachten Erfahrungen beruhen. Dank dieser Prozesse können wir bereits erlebte Bewusstseinszustände wieder in uns wachrufen, indem wir die Als-ob-Technik anwenden.

Die Als-ob-Technik

Die Erinnerung an die erlebte Erfahrung schafft mental die Voraussetzung, um so zu funktionieren, als ob wir das Ganze wieder erlebten. Sie hat einen direkten Einfluss auf unsere biologischen Funktionen, die sich so verändern, als befänden wir uns wirklich in dieser Situation. Anders gesagt: Wir können allein dadurch Wärme unter der Fußsohle produzieren, dass wir uns so konzentrieren wie bei der Verwurzelungsübung, und das bereits erlebte Wärmegefühl wieder in uns abrufen, auch wenn die Situation eine ganz andere ist. Doch um dorthin zu gelangen, müssen wir die Erfahrung erst viele Male wiederholen, um sie fest im Herzen und im Verstand zu verankern.

Wegen dieser Eigenschaften und Möglichkeiten ist die Verwurzelung eine Schlüsseltechnik der HOT-mind-Methode. Idealerweise sollte sie in die tägliche Übungsroutine eingebunden werden, wie wir später noch sehen werden, wenn wir lernen, den Barefoot Morning oder das Barfuß-Erwachen zu praktizieren (siehe S. 126).

Die Verwurzelungsübung in kaltem Wasser

Man kann die Verwurzelungsübung nicht nur auf Morgentau oder gar Schnee durchführen, sondern auch mit den Füßen in sehr kaltem Wasser, zum Beispiel in einem See oder Bergbach. Ihr werdet es vielleicht nicht glauben, aber ich versichere euch, dass ihr auch unter diesen Umständen unter den Fußsohlen Wärme erzeugen könnt!

Dafür müsst ihr die Füße wieder beinahe schulterbreit parallel stellen, das Gewicht ist auf die Vorderfüße verlagert und der Oberkörper aufgerichtet, wie wir es bei der Verwurzelung in den Boden gesehen haben. Diesmal stehen die Füße aber bis über die Knöchel im Wasser. Weil der Untergrund, auf den ihr die Füße stellen müsst, wahrscheinlich ein wenig instabil ist, sucht einen festen Stand und sorgt dafür, dass die Fußsohlen so gleichmäßig wie möglich in

Kontakt mit dem Boden sind. (Die Übung gelingt besser, wenn ihr die Füße auf einen großen Stein stellen könnt statt auf einen Untergrund aus kleinen Kieselsteinen. Sand hingegen funktioniert gut als Untergrund.) Ihr solltet diese Position einige Minuten mühelos halten können. Wenn ihr in einem Bach steht, achtet darauf, dass ihr keine Stellen mit einer zu starken Strömung wählt, die euch aus dem Gleichgewicht und zu Fall bringen könnte.

Sobald ihr die beste Position gefunden habt, müsst ihr, wenn das Wasser sehr kalt ist, vor allem gegen die normale Reaktion ankämpfen, die euch am liebsten aus dem Wasser treiben würde: Ihr hört die Kapillargefäße förmlich »aufschreien«, während sie sich als Reaktion auf die Kälte zusammenziehen. Vielleicht bleibt euch auch für einen kurzen Moment die Luft weg. Dann müsst ihr sofort versuchen, den Atem weit und entspannt zu halten, indem ihr euch darauf konzentriert, die Ausatmungsphase zu verlängern und beim Atmen alle drei Zonen – Bauch, Brustkorb und die Schlüsselbeine – miteinzubeziehen.

Richtet dann die Aufmerksamkeit auf den Kontakt der Fußsohlen mit dem Boden, auf dem ihr steht. Konzentriert euch auf die Tatsache, dass unter euren Füßen kein Wasser fließt und auch nicht darunter eindringen kann: Es existiert also eine unendlich dünne Schicht zwischen euren Füßen und dem Bach- oder Seeboden, die so gut wie trocken ist, weil dazwischen gar kein Platz für das Wasser ist. Versucht den Temperaturunterschied zwischen diesem Bereich unter den Fußsohlen und der restlichen Hautoberfläche der Füße und der im Wasser stehenden Knöchel wahrzunehmen. Ihr werdet schnell feststellen, dass alles andere sehr kalt ist, während ihr unter den Fußsohlen allmählich eine ganz schwache Wärme spürt. Das ist genau der Moment, in dem ihr den HOT-mind-Zustand aktivieren müsst, wobei ihr euch an diesem noch so schwachen Wärmegefühl festklammert und es wachsen lasst, indem ihr es im ganzen Körper verteilt!

Dafür könnt ihr die gleiche Technik der imaginativen Atmung anwenden, die wir für die Verwurzelung auf trockenem Boden kennengelernt haben. Nur jetzt müsst ihr euch vorstellen, statt Luft diese Wärme einzuatmen, die ihr unter den Füßen wahrnehmt. Stellt euch vor, dass ihr sie bis zum Herzen transportiert und an den Bachboden das Gefühl von Kälte weitergebt, das ihr in euch spürt. Es hilft, wenn ihr dabei den Atem weit haltet, und das über so viele Atemzyklen, dass in euch ein Gefühl von Wärme wachsen kann. Lasst es von der Stelle unter den Füßen bis zum Herzen aufsteigen und sich von dort allmählich im ganzen Körper ausbreiten.

Es ist nicht gesagt, dass die Übung bei euch sofort die gewünschte Wirkung hat und direkt ein Gefühl von Wärme entsteht, das sich über den ganzen Körper verteilt. Aber ganz sicher werdet ihr staunen, wie schnell sich die Lage und damit auch eure Ausdauer verbessern, sobald ihr die Wärmequelle unter den Füßen findet und euch ganz auf diese konzentriert. Um davon ausgehend die Wärme im übrigen Körper zu verteilen, sind Übung und Training in der mentalen Fokussierung nötig, also in der Fähigkeit, sich auf einen einzigen Punkt zu konzentrieren. Zu Beginn kann es hilfreich sein, die Verwurzelung in Wasser bei günstigen Witterungsbedingungen zu praktizieren, vor allem an einem sonnigen, warmen Tag. Mit der Zeit werdet ihr es dann schaffen, die gleiche Wirkung bei jeder Außentemperatur zu erzielen.

Tummo, die Meditation, die den Schnee schmilzt

Ich habe bereits von den tibetischen buddhistischen Mönchen erzählt, die selbst bei etlichen Minusgraden im Schnee sitzend meditieren können: Lange Zeit waren sie legendenumwoben, Erzählungen beschrieben sie als Menschen, die den Schnee unter sich schmelzen lassen und für Menschen unmögliche Bedingungen ertragen können. Sie waren Teil dieser vielfältigen mystischen Himalaja-Welt, die von Yogis und Lamas mit außergewöhnlichen Kräften bevölkert wurde. Kräfte, die schwer zu erklären waren, weil sie immer an der Grenze zwischen Realität und Fantasie lagen oder, besser gesagt, zwischen dem, was wir im Westen als die einzig mögliche Realität ansehen, weil sie beweisbar ist, und dem, was im Osten zu Dimensionen gehört, die sich jeder Definition von Vernunft entziehen.

Gegen Ende des letzten Jahrhunderts gelang es jedoch einigen Forscherteams, diese Mönche bei der Meditation zu beobachten, um für ihre außerordentlichen Fähigkeiten eine Erklärung innerhalb wissenschaftlicher Denkkategorien zu finden. Als sich nach dem Ende der tibetischen Diaspora der Buddhismus der Lamas in der ganzen Welt verbreitete, wurden spirituelle und psychophysische Kenntnisse und Praktiken allgemein bekannt, die über Jahrhunderte geheim gehalten worden waren. Man erfuhr damals beispielsweise, dass einige tibetische Mönche eine besondere Art von Meditation, die *tummo*-Meditation, praktizieren, die eben darauf abzielt, innere Wärme zu erzeugen.

Im Winter 1985 leitete Herbert Benson, Kardiologe an der medizinischen Fakultät in Harvard, im Himalaja eine Forschergruppe, die einige tibetische buddhistische Mönche mit elektromedizinischen Methoden untersuchen und analysieren sollte. Die Mönche saßen schweigend in unmittelbarer Nähe der Forscher, meditierten und bewiesen, dass sie nicht nur sehr strenge Minustemperaturen ertrugen, sondern unter aufsteigenden Dampfwölkchen sogar mit eisigem Wasser getränkte Bettlaken trocknen konnten, die man ihnen mehrmals über die Schultern legte! Sie bildeten sogar Schweiß, so sehr stieg ihre Körpertemperatur an.

Benson und seine Kollegen beschäftigten sich zu dem Zeitpunkt bereits seit einigen Jahren damit, die Auswirkungen von Meditation auf das Gehirn und auf den Körper zu verstehen. In der Himalaja-Region wurden sie neben dem bereits beschriebenen Phänomen Zeuge anderer außergewöhnlicher Ereignisse. So besaßen die Mönche auch die Fähigkeit, den eigenen Ruhestoffwechsel um über 60 Prozent zu verlangsamen, indem sie sich nur mittels mentaler Kraft in einen winterschlafähnlichen Zustand versetzten.

Bei den damaligen Studien lag das Hauptaugenmerk auf der Kraft des Denkens und auf der bewussten Absicht, auf Körper und Materie einzuwirken. In neuerer Zeit konzentrieren sich ähnliche wissenschaftliche Forschungen – ebenfalls an tibetischen Mönchen, die bei eisigen Temperaturen meditierten – auf die Wirkung besonderer Atemtechniken, die Bestandteil der *tummo*-Meditation sind. Besonders viel

Aufmerksamkeit in wissenschaftlichen Kreisen fand eine 2013 veröffentlichte Studie der Neurowissenschaftlerin Maria Kozhevnikov vom Fachbereich Psychologie der National University von Singapur. Diese Studie über eine Gruppe tibetischer Nonnen, die bei –25 °C in ein feuchtes Bettlaken gehüllt dasaßen und dieses durch Meditation ebenfalls trocknen konnten, wies nach, dass sich nicht nur die Extremitäten erwärmten, sondern auch der Körperkern, und zwar bis zu einer Temperatur von 38,3 °C!

Studien wie diese bringen uns wieder zurück zur Rolle des braunen Fetts in der sogenannten zitterfreien Thermogenese, bei der innere Wärme erzeugt wird, ohne dass es zu Muskelkontraktionen kommt, und die wir im ersten Teil des Buches kennengelernt haben (siehe Kapitel »Kälteforschung und ihre Erkenntnisse«, S. 39). Anscheinend gelingt es dank der besonderen Atemtechnik in der *tummo*-Meditation, die Wärmeproduktion im braunen Fett zu aktivieren, was dann zu einer Stärkung des Immunsystems sowie zu einem positiven Energiezustand und einer stärkeren mentalen Fokussierung führt.

Die Studie von Kozhevnikov versuchte außerdem zu ermitteln, welchen Anteil die neurokognitive, geistige Komponente der Technik und welchen Anteil die körperliche Komponente an der inneren Wärmeproduktion hat. Mit der geistigen Komponente sind dabei die Auswirkungen des intentionalen und imaginativen Denkens gemeint, mit der körperlichen Komponente die biochemischen, von der besonderen Atemtechnik ausgelösten Prozesse. Denn während der Meditation wenden die Mönche und Nonnen nicht nur diese Atemtechnik an, sondern sie konzentrieren sich auf die Visualisierung eines inneren Feuers, das von der mentalen Fokussierung gespeist und weiter verstärkt wird.

Die *tummo*-Meditation wird von den tibetischen Mönchen als eine der heiligsten spirituellen Praktiken der indotibetischen Tradition im Vajrayana-Buddhismus und davor noch in der Bön-Religion angesehen. Ihre Ursprünge liegen sogar noch weiter zurück. Doch heute gibt es kaum noch Klöster, in denen diese Meditationstechnik intensiv praktiziert wird, die meisten befinden sich in den entlegenen chinesischen Provinzen Qinghai und Sichuan (auch als Osttibet bekannt).

Es ist hoch spannend, dass so alte Traditionen das menschliche Potenzial bereits in seinem gesamten Ausmaß kannten und dieses in der Praxis umsetzen konnten. Heute ist die Wissenschaft in der Lage, die technischen Wirkungsmechanismen näher zu beleuchten. Gleichzeitig verlieren wir den Kontakt zu diesem traditionellen Wissen, das man nicht allein rational erfassen kann. Wir können die Techniken vor allem durch eigene Erfahrung nachvollziehen und dürfen sie nicht zum Mittel machen, um uns mit Superheldenfähigkeiten zu brüsten.

Die HOT-mind-Methode lädt euch ein, eine innere Erkundungsreise zu unternehmen, auf der wir uns selbst und die Natur besser kennenlernen und dabei die Kälte – und unsere angeborene Fähigkeit, Wärme zu erzeugen – als Transportmittel nutzen.

Die Stille

Ich glaube nicht daran, dass es der Wissenschaft trotz aller möglichen Forschung gelingen wird, die in uns wirkenden biochemischen Prozesse klar vom Einfluss des Denkens auf diese zu trennen. Das wäre, als wollte man die Seele aus dem Körper herauslösen: Zurück bliebe ein lebloser Organismus, der nicht mehr von dieser unsichtbaren Energie erfüllt wäre, die jede Lebensform antreibt.

Aus diesem Grund haben wir uns hier im Buch mit den Prozessen beschäftigt, die in unseren Zellen ablaufen, wenn wir frieren, sowie mit den Prozessen, die ablaufen, wenn wir der Kälte durch die Erzeugung innerer Wärme standhalten. Wir wollten auf chemischer wie physischer Ebene verstehen, worauf dieses Phänomen beruht. Und während wir den Horizont des Südens mit den Verwurzelungstechniken erforscht und den Blick auf eine der faszinierendsten Meditationstechniken zur Erzeugung innerer Wärme geworfen haben, die es gibt, sind wir gleichzeitig in die Tiefen des Denkens und seines imaginativen Wirkens eingetaucht. Man könnte sagen, dass dieser zweite Aspekt die Seele der HOT-mind-Methode ist, und wenn er fehlt, kann uns keine Technik der Welt den Reichtum unserer Natur enthüllen.

Die Seele der HOT-mind-Methode ist allerdings wie das Rauschen des Windes, das man nicht hören kann, es sei denn, man lauscht aufmerksam: ein sachtes Raunen, das untergeht, wenn der Kopf vom Lärm sich ständig überlagernder Alltagsgedanken zugedröhnt wird.

Neben der physischen Verwurzelung müssen wir daher nun lernen, den Geist im leeren Raum der Präsenz und der inneren Stille zu verwurzeln. In diesem Raum, eingetaucht in diese Stille, können Gedanken, bewusste Absichten und klar fokussierte Bilder entstehen. Sie sind in der Lage, auf unseren Körper und auf die Materie einzuwirken, mit biochemischen Prozessen zu interagieren, ins Innerste der Zellen einzudringen und damit das Steuerzentrum unseres Lebens zu bedienen. Hier, in der heiteren Gelassenheit dieses inneren Himmels, kann die Sonne aufgehen, die uns besser als das beste Kleidungsstück wärmt, das wir je von Gott erbitten könnten.

Daraus folgt: Wenn ihr jegliche in diesem Buch beschriebene Technik oder Praktik anwenden wollt, müsst ihr gleichzeitig mentale Präsenz, Achtsamkeit und Fokussierung praktizieren. Nur so verfügt ihr über die nötige Sensibilität, um auch auf minimale Veränderungen eures Umfelds reagieren und dabei den HOT-mind-Zustand aktivieren zu können. Äußere Stille wird euch eine große Hilfe sein, um die innere Stille zu entwickeln.

Einige Tipps für die Praxis

- Versuche jeden Tag in einer stillen Umgebung einige Minuten Verwurzelung zu praktizieren. Am besten gleich als Erstes am Morgen, ehe du mit etwas anderem beginnst. Wenn möglich, übe im Freien, in der Natur oder zumindest auf einem natürlichen Untergrund, sonst reicht auch ein ruhiger Ort bei dir in der Wohnung.
- Wenn du einen Spaziergang ins Grüne machst, egal ob in den Wald oder in den Stadtpark, höre dabei keine Musik über Kopfhörer und schalte nach Möglichkeit auch das Handy auf lautlos. So wirst du alle, selbst die schwächsten Geräusche deines natürlichen Umfelds in dir aufnehmen, die wohltuend und erfrischend zu deiner Psyche sprechen.
- Praktiziere diese Stille jedes Mal, wenn du dich der Kälte stellst: So wird es dir leichter fallen, die nötigen Ressourcen in dir abzurufen, das Raunen der Lebensenergie zu hören und sie frei fließen zu lassen.

OSTEN

Praktiziere das Erwachen mit der Kälte

Ein anderer stand auf und setzte sich betrunken
und tanzend ins Feuer. Er umarmte sich mit dem Feuer
und verirrte sich in ihm. Als ihn das Feuer von Kopf bis
Fuß erfasste, wurden seine Glieder rot wie das Feuer.
Der Kritiker, als er ihn von Ferne sah, wie er sich die Kerze
zu eigen gemacht und die Farbe des Lichts angenommen
hatte, sagte: »Dieser Schmetterling ist erfolgreich.
Was weiß man schon? Dieser weiß es.«

FARID UD-DIN ATTAR

Eine der berühmtesten und meist zitierten Anekdoten aus dem »Mantiq ut-tair« ist die von den drei Schmetterlingen. Sie beschlossen in einer Nacht, sich auf die Suche nach der Kerze zu machen, die in einem fernen Schloss leuchtete. Der erste Schmetterling flog nur in das erleuchtete Zimmer und kehrte sofort wieder um, um zu berichten, was er gesehen hatte, aber ohne viel über die Kerze erzählen zu können. Der zweite wagte sich in den Lichtkreis der Kerze und konnte danach nur wenig mehr über das Wesen dieser Flamme berichten. Erst der dritte ging buchstäblich in der Flamme auf, konnte dann jedoch nicht mehr zurückkehren, um zu berichten, was er erlebt hatte.

Es handelt sich um ein klassisches Bild des persischen

Mystizismus, Metapher einer vollkommenen Vereinigung mit dem eigenen inneren Feuer bis zu dem Punkt, an diesem zugrunde zu gehen. Diese Anekdote zeigt uns auch ein Paradoxon auf: Um eine Sache wirklich kennenzulernen, müssen wir eins mit dieser Sache werden und uns selbst aufgeben. Aber wenn wir das tun, werden wir Hüter einer Erkenntnis, die wir nicht direkt weitergeben können. Wir können nur den Weg beschreiben, der zu dieser Erfahrung führt, aber wir können nicht für einen anderen diese Erfahrung machen. Der Wiedehopf beschreibt den anderen Vögeln den Weg, wie man zu Simorgh gelangt, aber jeder von ihnen muss die Reise machen und dem Weg bis zum Ende folgen; denn niemand kann die Reise für ihn unternehmen!

Dasselbe gilt für die Kälte: Nur ihr selbst könnt die Kälte durch direkte Erfahrung kennenlernen. Keiner kann das an eurer Stelle tun, um euch dann zu erzählen, was »er gesehen hat«, keiner kann euch ihre Vorzüge übergeben.

Diese Sichtweise erfordert Entschlossenheit. Denn sie bedeutet, dass nur ein Leben, das bewusst gelebt wird, aus Erfahrungen besteht, von denen ihr sagen könnt, dass ihr sie wirklich kennengelernt habt. Alles andere droht, der matte Abglanz einer Kerze zu bleiben, die ihr nur aus der Ferne beobachtet: Ihr könnt so viel davon erzählen, wie ihr wollt, aber es wird euch nicht einmal gelingen, ihre Wärme zu spüren. Wenn wir uns aufschwingen, eine Erfahrung zu machen, müssen wir bereit sein, in ihr »aufzugehen«, also selbst zu der Erfahrung werden, ohne Wenn und Aber.

Die Kälte mit ihrem scheinbar »feindlichen« Charakter kann uns helfen, auf diese Weise Flügel zu bekommen. Die HOT-mind-Methode nutzt besonders einen sehr wichtigen

Moment des Tages, den Morgen, an dem alles beginnt und wir die Möglichkeit haben, uns frei auszuleben.

Der Horizont des Ostens zeigt uns das Erwachen, den Aufruf an die Kräfte, sich mit dem Bewusstsein zu vereinen, wenn uns alle Möglichkeiten noch offenstehen: Der Tag beginnt gerade. Es liegt nur an uns, daraus einen außergewöhnlichen Tag in einem ebenso außergewöhnlichen Leben zu machen. Aber um einen außergewöhnlichen Tag zu erleben, müssen wir ihn umarmen und rückhaltlos mit ihm verschmelzen, und zwar vom ersten Schritt, vom ersten »Eintauchen« in den Strahl einer kalten Dusche an, um uns dann beseelt im Tag zu verlieren!

Übungen für einen frischen Start in den Tag

Die kalten Duschen

Die kalte Dusche habe ich in die HOT-mind-Methode integriert als eine der ersten Übungen, die man am frühen Morgen durchführen sollte, ehe man in den Tag startet. Diese Praktik kommt euch vielleicht zu asketisch vor. Aber in Wirklichkeit kann man gerade damit oft die größten Skeptiker überzeugen, und zwar sobald ihnen klar wird, wie viel mehr Lebensqualität ein Tag bekommt, wenn man ihn mit einer kalten Dusche beginnt.

Regelmäßiges kaltes Duschen stärkt den Körper und steigert eure Resilienz, also die Fähigkeit, Stress auszuhalten. Wissenschaftler vom Academic Medical Center in Amsterdam führten von Januar bis März 2015 in den Niederlanden eine experimentelle Studie unter dem Namen Cool Challenge durch. Sie wollten dabei überprüfen, ob es messbar positive Effekte auf die Gesundheit hat, wenn man für eine Dauer von mindestens 30 Tagen einmal am Tag kalt duscht. Die Studie umfasste 3.018 Teilnehmer im Alter von 18 bis 65 Jahren. Diese wurden in vier Gruppen unterteilt je nach Dauer der kalten Dusche von 30, 60 oder 90 Sekunden – oder ohne kalte Dusche in der Kontrollgruppe. 79 Prozent der Teilnehmer erreichten das Ziel von einer kalten Dusche pro Tag für den gesamten Zeitraum von 30 Tagen. Mehr als 60 Prozent hatten vor, diese Routine auch nach dem dreißigsten Tag fortzusetzen. Die Studie ergab eine statistische Verringerung von Krankmeldungen um 29 Prozent, eine beträchtliche Zahl in Anbetracht der Tatsache, dass zur gleichen Zeit in der Niederlanden eine der längsten Grippeepidemien der letzten vierzig Jahre grassierte. Darüber hinaus wurde eine Verbesserung der Parameter Lebensqualität, persönliches Energielevel und Arbeitsleistung festgestellt.

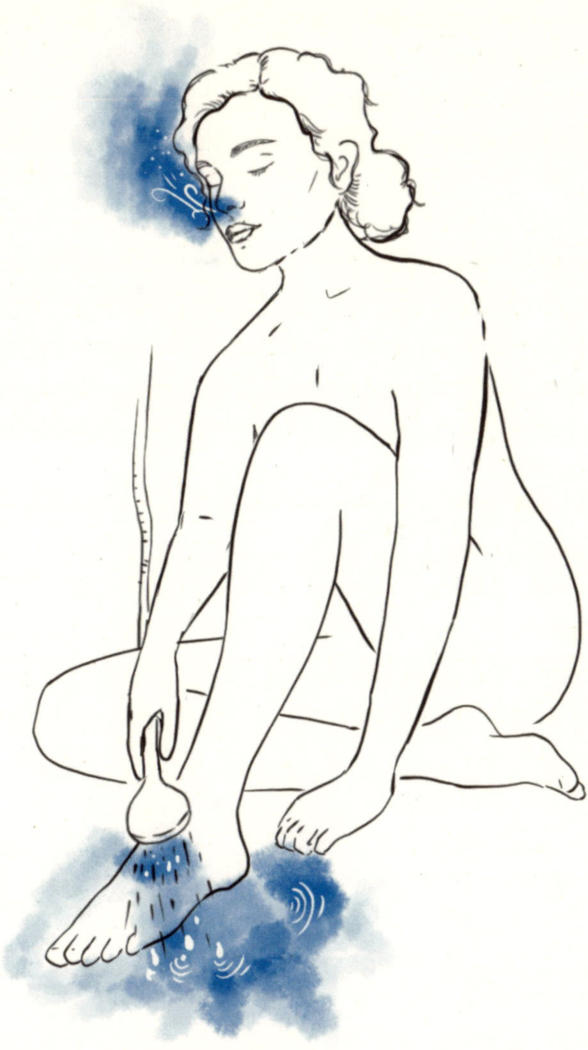

Die kalte Dusche ist ein einfacher, aber
sehr wertvoller Einstieg in die Übungen der Kälte
(s. Hinweise auf Seite 120).

Kalt duschen in 10 Schritten

Achtung: In Fällen von Arteriosklerose oder Kreislaufproblemen ist davon abzuraten.

Anders als in der niederländischen Studie, wo man mit warmem Wasser begann, beginnen wir direkt mit dem kalten Wasser. Achte aber darauf, den hier beschriebenen Ablauf einzuhalten, der deinen Körper allmählich dem Wasserstrahl aussetzt, sodass du einen plötzlichen Temperaturschock vermeidest. Als Vorbereitung drehst du den Hebel der Mischbatterie auf die kältestmögliche Temperatur, aber richte den Wasserstrahl noch weg vom Körper.

1. Halte nun den Wasserstrahl etwa zehn Sekunden nur auf die Füße. Währenddessen praktizierst du eine weite und volle Atmung wie in den Atemübungen beschrieben.

2. Lass nun den Wasserstrahl an der Außenseite des rechten Beins langsam bis zum Gesäßmuskel hochwandern, um dann von der Innenseite des Oberschenkels wieder zum Fuß zurückzukehren.

3. Führe das Gleiche am linken Bein durch.

4. Beginne nun bei der rechten Hand und führe den Wasserstrahl auf der Außenseite des Arms bis zur Schulter.

5. Lass das Wasser über die Schulter laufen, sodass der Strahl die gesamte rechte Seite des Körpers vorne wie hinten gleichmäßig trifft.
6. Kehre nun über die Innenseite des Armes zur rechten Hand zurück.
7. Wiederhole das Ganze mit dem linken Arm und der linken Schulter.
8. Lass nun den Wasserstrahl spiralförmig über den Unterleib fließen und bewege ihn langsam nach oben zum Hals.
9. Wiederhole das, ebenfalls mit spiralförmigen Bewegungen, auf dem Rücken und wandere dabei wieder allmählich nach oben bis zum Hals.
10. Zuletzt richtest du den Wasserstrahl auf das Gesicht, auf keinen Fall über den Kopf.

Wenn es dich nun nicht zu viel Überwindung kostet, kannst du die Praktik am ganzen Körper oder auch nur an Teilen fortsetzen und die Dauer mit jedem Tag verlängern. Die Forschungsergebnisse der niederländischen Studie ergaben zwar, dass man bei den Gruppen mit längerer Duschdauer als 30 Sekunden keine größere Wirksamkeit feststellen konnte. Wenn man die Dauer der Kälteexposition verlängert, stärkt das aber ganz bestimmt Physis und Resilienz. Ich empfehle, die Dauer jeden Monat um eine Minute zu steigern: eine Minute Dusche am Ende des ersten Monats, zwei Minuten am Ende des zweiten Monats, drei Minuten am Ende des dritten.

Beim Kaltduschen ist der heikelste Moment der, wenn das Wasser über die Schultern läuft, sodass es an der Körperseite entlangrinnt: Genau in dem Moment musst du vermeiden, dass der Atem stockt oder du zu keuchen beginnst. Stattdessen weit und regelmäßig durchatmen, dabei besonders auf die Verlängerung der Ausatmungsphase achten sowie auf die Einbeziehung aller drei Atemzonen, vom Unterleib bis zu den Schlüsselbeinen.

Versuche mit der Übung auch die Atemphasen zu verlängern und die Atemfrequenz zu verringern. Die Atemkontrolle ist der Schlüssel, um auch die kälteste Dusche auszuhalten: Du wirst dich wundern, wie der Körper reagiert, wenn du den Atem entspannt fließen lässt und innere Wärme unter dem kalten Wasserstrahl erzeugst!

Sobald du aus der Dusche kommst, rubbelst du dich beim Abtrocknen sehr gründlich ab, besonders in den ersten Tagen und besonders in der Nierengegend, um zu vermeiden, dass dir kalt ist. Eine sich rasch rötende Haut zeigt die positive Wirkung der Dusche und dass die Mikrozirkulation gut darauf anspricht. Wenn du dich immer besser an diese Praktik gewöhnt hast, kannst du vielleicht etwas warten, ehe du zum Handtuch oder Bademantel greifst, und zulassen, dass das Wasser auf der Haut nur durch Verdunstung trocknet. Dabei hilft es, wenn du den Atem, der die Wärmeerzeugung unterstützt, immer weit hältst. Aber übertreibe es nicht und zieh etwas über, sobald du frierst.

Eventuell kannst du dich vor dem Duschen trocken abbürsten, denn das wärmt die Haut und regt die Mikrozirkulation an (nicht geeignet bei Akne, Hautverletzungen und entzündlichen Hautkrankheiten). Dafür verwendest du eine Bürste mit Naturborsten, die kannst du in der Apotheke, in Sanitätshäusern oder Drogeriemärkten bekommen: Fahre mit der Bürste an den Beinen und Armen hoch und runter und mit kreisenden Bewegungen über den restlichen Körper (im Gesicht nur anwenden, wenn du eine Bürste mit weichen Borsten hast), und zwar in der gleichen Reihenfolge wie bei der Dusche. Diese einfache Praktik hat viele positive Effekte für den Körper. Außerdem kannst du damit zum Teil die Dusche ersetzen, falls du diese aus medizinischen oder anderen Gründen nicht durchführen kannst.

Sogar während ich diese Seiten schreibe, erreichen mich begeisterte Rückmeldungen von Freunden und Bekannten, denen ich geraten habe, jeden Morgen nach der beschriebenen Methode kalt zu duschen. Sie berichten, dass sie nun gar nicht mehr darauf verzichten können, weil sie dadurch einen so großen Energiekick empfinden. Außerdem scheint sich in noch laufenden Forschungen der Beweis dafür zu finden, dass dauerhaftes Kaltduschen das Immunsystem stärkt, auch wenn die Mechanismen, die für diese Wirkung verantwortlich sind, noch nicht vollkommen erforscht sind. Ich persönlich dusche schon seit Langem jeden Morgen kalt – neben den anderen Techniken der HOT-mind-Methode, die ich anwende –, und ich kann bestätigen, dass ich äußerst selten unter einer Erkältung oder einer Grippe leide.

Wie wir später noch sehen werden, wenn es um die Aktivitäten im Freien geht, ist es jedoch sehr wichtig, dass die kalte Dusche zu einer täglichen Routine für das ganze Jahr wird, auch im Winter. Ich möchte sogar behaupten, dass sie gerade im Winter die meisten Vorteile bringt, weil sie euch dabei hilft, selbst an den kältesten Tagen in leichter Kleidung unterwegs zu sein.

Die Entdeckungen des Pfarrers Kneipp

Das, was heute unter dem Begriff Hydrotherapie bekannt ist, wird seit der Antike praktiziert: die Verwendung von kaltem und heißem Wasser zu therapeutischen Zwecken. Bereits die alten Römer hatten in ihren Thermen das *frigidarium* neben dem *calidarium* und dem *tepidarium*.

In der zweiten Hälfte des 19. Jahrhunderts griff der deutsche Geistliche Sebastian Kneipp die Praktiken der Hydrotherapie wieder auf und entwickelte sie weiter. Es gelang ihm, sie allmählich in ganz Europa bekannt zu machen. Er wendete diese Praktik auch bei Krankheiten wie Cholera und Tuberkulose an, für die es damals noch kein anderes Heilmittel gab, und zog damit den Widerstand der Schulmedizin auf sich.

Kneipp hatte die Hydrotherapie mit 28 Jahren an sich selbst ausprobiert, um sich von Tuberkulose zu heilen: Er sprang nackt in die kalte Donau, zog sich sofort danach wieder an und lief rasch nach Hause, um sich aufzuwärmen. So gelang es ihm, sich innerhalb von sechs Monaten selbst von seiner Krankheit zu heilen. Kneipp fügte die Hydrotherapie in ein weitgefächertes ganzheitliches Therapiekonzept ein, das aus fünf Grundkomponenten oder Säulen, wie er es selbst nennt, besteht.

Die 5 Säulen der Kneipp'schen Methode

1. **Lebensordnung:** Hier geht es um die »inneren biologischen Uhren«, welche die Lebensfunktionen des Körpers regulieren, sowie um das Gleichgewicht der Kräfte und der Reize, denen der Mensch ausgesetzt ist.
2. **Ernährung:** Welche Ernährung ist günstig für den Stoffwechsel?
3. **Bewegung:** Aktive Betätigungen kann man selbst durchführen, passive werden an einem vorgenommen (wie z. B. Massagen oder Fußreflexzonenmassage).
4. **Hydrotherapie:** Wasser wird hier als Mittel für biochemische, mechanische, elektrische und thermische Reize verwendet, wobei auch eine Gefäßerweiterung und Gefäßverengung bewirkt werden sollen.
5. **Phytotherapie:** Das bedeutet Medikamente auf Kräuterbasis.

Kneipp hatte geniale Eingebungen und stützte sich dabei nicht nur auf uraltes Wissen, sondern ließ sich von den eigenen Erfahrungen leiten. Noch heute wird die Hydrotherapie zur Vorbeugung von Erkältungskrankheiten eingesetzt, ebenso als Behandlung von Herz-, Kreislauf- und Blutdruckproblemen, nervösen Störungen, Stoffwechselstörungen, Problemen des Bewegungsapparats und der Atemwege.

Zu den über 120 Anwendungen, die von der Kneipp'schen Hydrotherapie vorgesehen sind, zählt auch die kalte Dusche, mit der ihr von nun an in den Tag starten werdet!

Der Barefoot Morning

Die kalte Dusche ist nicht die einzige Praktik, mit der man in der HOT-mind-Methode den Tag beginnen sollte. Nach der Dusche könnt ihr eine Übungsroutine ausführen, die euch in der Minimalversion nur zehn Minuten kosten und euch im Gegenzug einen energiereichen Tag schenken wird. Es ist wie beim »Flug des Schmetterlings«: Durch die Morgenroutine seid ihr bereit, euch voll und ganz auf die Erfahrungen einzulassen, die euch erwarten.

Ich habe diese allmorgendliche Kombination von Übungen Barefoot Morning genannt oder auch »Barfuß-Erwachen«, weil man sie barfuß ausführt, und zwar das ganze Jahr über und ganz gleich, ob wir zu Hause oder im Freien auf natürlichem Untergrund sind.

Mit der Zeit könnt ihr den Barefoot Morning auf mindestens eine Viertelstunde ausdehnen.

Die Übungen für die Zehen sind sehr einfach und machen viel Spaß, vor allem wenn du sie in einer Gruppe durchführst. Ihr stellt euch hin, reckt den großen Zeh nach oben und lasst dabei die anderen vier Zehen am Boden, ebenso soll die Fußsohle fest auf dem Boden bleiben. Dann macht ihr es umgekehrt und hebt die vier Zehen an, wäh-

Barefoot Morning in nur 10 Minuten

Nach dem Duschen trocknest du dich ab, ziehst dich an und suchst dir dann einen ruhigen Ort – irgendeine Ecke oder ein Zimmer – bei dir zu Hause. Wenn du kannst, vielleicht am Wochenende oder während der Ferien, geh nach draußen ins Grüne, in einen Park oder an einen Strand.

Sobald du einen passenden Ort gefunden hast, folgen für einen wirksamen Barefoot Morning in der Minimalversion (10 Minuten):

- Atemübungen (siehe S. 85)
- Verwurzelungsübungen (siehe S. 101)
- Übungen für die Zehen und das Fußgewölbe (s. u.)

rend der große Zeh am Boden bleibt. Arbeitet zuerst jeweils abwechselnd mit dem linken und dem rechten Fuß, später wiederholt ihr die Bewegungen mit beiden Füßen gleichzeitig. Hebt synchron die beiden großen Zehen und dann die vier Zehen an jedem Fuß. Anfangs wundert ihr euch vielleicht, dass die Zehen nicht so recht auf eure Befehle reagieren: Das ist normal, denn in den Schuhen bewegen wir unsere Zehen kaum. Aber die gute Nachricht ist, dass sie mit etwas beständiger Übung ziemlich bald wieder gut reagieren.

Als Übung für das Fußgewölbe könnt ihr nun, immer noch im festen Stand, abwechselnd die Fersen heben und senken. Dabei verlagert ihr das gesamte Gewicht gleichmäßig auf die Vorderfüße. Mit dieser Übung trainiert ihr euren Gleichgewichtssinn und eure Eigenwahrnehmung, wenn ihr mindestens fünfzehn Sekunden die Anspannung mit erhobenen Fersen haltet. Danach versucht ihr das Gleichgewicht auch bei geschlossenen Augen zu halten: Ihr werdet entdecken, dass das viel schwieriger ist. Damit es euch gelingt, müsst ihr eure gesamte Wahrnehmung auf den Kontakt der Fußsohlen mit dem Boden richten (ein wenig wie bei der Verwurzelung).

Der Barefoot Morning in einer Gruppe

Wenn ihr in der Gruppe seid und den Barefoot Morning noch dazu im Freien praktiziert, könnt ihr die ganze Übung mit einem zehnminütigen Barfußlauf im Gänsemarsch abschließen: Alle achten darauf, ihre Schritte genau hinter die der Person vor ihnen zu setzen, sodass sich die gesamte Reihe absolut synchron bewegt. Der Erste in der Reihe muss versuchen, einen Weg zu finden, der über die größtmögliche Vielfalt an Untergründen führt, um so unterschiedliche Empfindungen in den Füßen hervorzurufen. Bewegt euch langsam, mit kleinen Schritten und in Stille.

Zum Schluss noch ein Vorschlag, der euch zunächst unmotiviert erscheinen mag, aber das ist er keineswegs. Vielleicht handelt es sich um den stärksten Moment der gesamten Übung, den ihr auf jeden Fall in eure Routine einbauen solltet: Beendet den Barefoot Morning, indem ihr euch alle umarmt. Und während ihr die anderen umarmt, drückt ihnen eure Dankbarkeit mit einem schlichten »Danke!« aus und versucht dabei, in die Umarmung ein wenig von der in der Übung erzeugten inneren Wärme zu legen und ebenso etwas von dieser Wärme von eurem Gegenüber zu empfangen. Ihr könnt euch gar nicht vorstellen, welche Kraft es euch geben kann, den Tag mit einer Gruppenumarmung zu beginnen, und wie stark es alle eure weiteren Aktivitäten beeinflussen kann: Auch dies bedeutet, offen zu sein für den Energieaustausch mit dem Universum!

Wenn ich die Workshops »Die Stille der Schritte« in meinem Camp für Barfußlaufen in der Natur leite, werden die Barefoot Mornings von den Beteiligten immer als besonders emotionsgeladener Moment erlebt, als entspannend wie auch regenerierend.

Ich wünsche mir, dass die Barefoot Mornings eine immer weitere Verbreitung finden, in den Parks der Städte wie in der freien Natur, damit ihr so zu jedem Zeitpunkt des Jahres einen außergewöhnlichen Tag beginnt!

WESTEN

Auf nach draußen: bei jedem Wetter und zu jeder Jahreszeit

Weil die Reisen ohne Zweifel unterschiedlich sind,
wird auch kein Vogel jemals die gleiche Weise haben.
(…)
Wenn die Sonne der Erkenntnis leuchtet,
wird jeder aus dem Heer dieses hohen Weges nach
seinem Ermessen erkennen und sein tatsächliches
Wesen wiederfinden. Die Geheimnisse aller Atome
werden klar und über dem Aschehaus der Welt
entsteht ein Rosengarten.

FARID UD-DIN ATTAR

Der Horizont des Westens ist auf dieser unserer Reise zurück zur Natur und zu uns selbst der Ort für das Aktivwerden, für die Bewegung. Hier erfahren wir die Naturelemente durch die unzähligen Unternehmungen, die wir im Freien ausüben können.

Im Norden ging es um die Atmung, im Süden um die Aktivierung innerer Wärme, im Osten um das Erwachen des Geistes und des Körpers: Die Techniken und Praktiken jener Horizonte könnt ihr sowohl draußen als auch drinnen praktizieren, ja, sie eignen sich sogar ausgesprochen dafür, sie im Haus, in einem Yoga- oder einem Fitnessstudio auszuüben. Jetzt aber, da ihr im Westen angelangt seid, müsst ihr auch wirklich ins Freie gehen und so oft wie möglich den Kontakt mit der Natur und der Erde suchen!

Wie uns der Wiedehopf im »Mantiq ut-tair« lehrt, wenn er die Reise der Vögel zum Hof von Simorgh beschreibt, wird die Reise für jeden unterschiedlich sein. Das bedeutet in unserem Fall Folgendes: All die Praktiken und Techniken, die ich hier im Buch beschreibe, ob für draußen in der Natur oder zur Annäherung an die Kälte, müssen für euch jeweils nicht die einzig möglichen oder die geeignetsten sein. Ihr müsst euren persönlichen Vorlieben folgen und euren ganz individuellen Weg finden. Das gilt sowohl für die Art von Aktivität im Freien – vielleicht schwimmt ihr ja zum Beispiel lieber, als dass ihr wandert – wie auch für das natürliche Umfeld, das ihr bevorzugt: Berge oder Meer, der sanft abfallende Abhang eines Hügels oder die weiten Räume einer Hochebene oder eines Tals.

Trotzdem möchte ich euch unbedingt einen Rat mit auf den Weg geben: Beschränkt euch nicht darauf, diese Aktivitäten nur in der warmen Jahreszeit oder an schönen Tagen durchzuführen. Abgesehen von Extremwetter, bei dem es durch Phänomene wie schwere Gewitter mit Blitzen, Schneestürme und Orkane durchaus gefährlich werden kann, gibt es praktisch kein Wetter, bei dem man sich nicht im Freien aufhalten kann, keine Jahreszeit, in der man nicht wenigstens barfuß wandern gehen könnte. Dies gilt, wie wir noch sehen werden, in gewisser Weise auch für das Schwimmen in natürlichen Gewässern.

Natürlich müssen wir erst lernen, uns Schritt für Schritt an die besondere Situation zu gewöhnen, der wir uns aussetzen. Viele Variablen spielen dabei eine Rolle, nicht nur das Wetter und alles, was damit zusammenhängt: von der Temperatur, der Meereshöhe oder dem Breitengrad, auf dem wir uns befinden, bis zu der Frage, ob wir uns in der Stadt aufhalten, wo wir uns schnell Schutz suchen können, oder aber an einem entlegenen Ort. Letztendlich spielt auch mit hinein, ob wir geeignete Kleidung tragen oder wenigstens dabeihaben oder nicht.

Aber ihr werdet schnell merken, dass ihr mit den bisher beschriebenen Techniken – mentale Übungen, Atemtechniken, Methoden des Wachwerdens und der Wiederverwurzelung mit der Erde – in euch selbst die Fähigkeiten entdecken und entwickeln werdet, die ihr braucht, um euch potenziell unangenehmen Situationen oder Zuständen zu stellen. Auf diese Weise könnt ihr lernen, euch in fast jeder Situation wohlzufühlen, selbst unter jenen Umständen, die andere Menschen als feindlich empfinden würden – so wie es euch vielleicht vor nicht allzu langer Zeit auch gegangen wäre.

Den Schlüssel zur Fähigkeit, viel Zeit im Freien unter scheinbar unangenehmen Bedingungen zubringen zu können, kennen wir bereits: Kälte ist vor allem ein mentaler Zustand. Wie wir Kälte empfinden, hängt neben allen äußeren Umständen in gleichem Maße von unserer Fähigkeit ab, uns innerlich sowohl auf mentaler als auch physischer Ebene zu aktivieren. Indem wir den HOT-mind-Zustand abrufen und in uns die benötigte Wärme erzeugen, können wir unsere thermische Balance beibehalten.

Und um es mit den Worten des Wiedehopfs zu sagen: Wir müssen lernen, »die Sonne der Erkenntnis«, also eine innere Sonne, in uns aufgehen zu lassen. So wird es jedem von uns gelingen, auch in den alltäglichsten Erlebnissen »sein tatsächliches Wesen wiederzufinden«, angefangen bei der Fähigkeit, voll und ganz zu erleben. Unser Wille und eine aktive und bewusste Vergegenwärtigung unseres Seins erlauben es uns, in Dialog mit der Kälte wie auch der Wärme, dem Regen und dem Wind zu treten. Haben wir diesen Zustand, eine solche Präsenz, erreicht, sind wir in der Lage, auch in einem »Aschehaus der Welt« die unfassbare Schönheit der Natur zu erkennen. Jeder Ort – ja, das gesamte Leben – wird ein Rosengarten der Initiation, ein Labyrinth, das man durchlaufen muss, um das Geheimnis unseres Ursprungs und den Sinn unseres Wegs zu begreifen.

Luft, Sonne und Licht für mehr Zufriedenheit

Für unsere Lebensenergie ist es wichtig, so viel Zeit wie möglich im Freien zu verbringen und uns dort aktiv zu betätigen. Wir haben schon gesehen, dass wir Menschen als Lebewesen ein offenes System sind und wir uns durch einen ständigen Austausch von Energie mit dem Universum nähren (siehe Kapitel »Die innere Wärme hegen«, S. 53).

Da ist vor allem die Luft zu nennen, die wir atmen, deren Qualität, energetisch betrachtet, keineswegs überall gleich ist: Luft ist genauso ein Energiebringer, wie sie reich an Anionen, also negativ geladenen Ionen (besonders von Sauerstoff), ist. Diese kommen dank des Sonnenlichts und der kosmischen Strahlung generell in der Natur vor, besonders aber dort, wo Wassermassen in Bewegung sind, also am Meer oder an einem Wasserfall im Gebirge. Der Staub und die Abgase in der Stadtluft nehmen dagegen die Anionen auf und bilden damit noch schwerere positiv geladene Ionen, die schädlich für unsere Gesundheit sind, weil sie die Sauerstoffaufnahme in den Lungen reduzieren, wodurch unsere Atmung weniger energetisch wird.

Nach der Philosophie des Yoga ist das Prana in der Atmosphäre die Quelle für die Lebensenergie. Inzwischen ist die Wissenschaft zu ähnlichen Ergebnissen gekommen, auch wenn sie es anders benennt, und hat einige entscheidende biophysische Prozesse aufgedeckt, vor allem im Bereich der Elektrizität. Dies verdankt sie besonders einigen Forschern wie dem Russen Alexander Leonidowitsch Tschischewski und dem Franzosen Fred Vlès, Biologe und Professor für Biophysik an der Fakultät für Medizin der Universität in Straßburg, die ihre Erkenntnisse in den Vierzigerjahren des vorigen Jahrhunderts gewannen. Fred Vlès hat nachgewiesen, dass es einen richtiggehenden Stoffwechsel der Elektrizität gibt, der für unseren Organismus wie für den von Tieren von grundlegender Bedeutung ist: So wie wir trinken müssen, um unseren Stoffwechsel mit Wasser zu versorgen, muss unser Körper Anionen aus der Atmosphäre aufnehmen und den Überschuss daran wieder ausstoßen, damit all die komplexen Oxidations- und Reduktionsvorgänge im Gewebe und im Innern unserer Zellen stattfinden können. Denn von ihnen hängt unsere Gesundheit ab und in großem Maß auch unsere Vitalität sowie die Geschwindigkeit, mit der unser Organismus altert.

Vlès hat bewiesen, dass diese ständige Elektroosmose, die

wir brauchen, um das bestmögliche Energielevel zu erreichen, nicht nur durch das Einatmen von mit Anionen angereicherter Luft erfolgt, sondern auch durch UV-Strahlen unterstützt wird, vor allem aus der Sonne. Wir als Menschen kommen also in den Genuss einer »Dauerelektrotherapie«, solange wir eins mit dem Kosmos sind. Aus dem gleichen Grund – doch dazu kommen wir später, wenn es noch mal um das Barfußlaufen in der Natur geht – tut es uns ausgesprochen gut, mit nackten Füßen herumzulaufen und so den direkten Kontakt zu einem natürlichen Untergrund zu erfahren.

Sich natürlichem Licht auszusetzen tut uns gut, weil es die Produktion des Glückshormons Serotonin und des Stresshormons Kortisol regelt, ebenso die Produktion von Melatonin, das unseren Schlaf-Wach-Rhythmus positiv beeinflusst. Außerdem regt natürliches Licht die Bildung von Vitamin D und T-Zellen in unserem Körper an, wodurch unsere Immunabwehr gestärkt wird.

Wind wirkt sich ebenfalls auf unser Wohlbefinden aus, vor allem eine frische Brise am Meer oder im Tal. Auf heftigen Wind oder Sturm müssen wir jedoch genauso aktiv reagieren wie auf Kälte: Die gefühlte Temperatur ist dann niedriger, außerdem kann die Bewegung von großen Luftmassen sich negativ auf unseren elektrischen Stoffwechsel auswirken. Das gilt jedoch nicht für unsere Städte: Dort reinigt der Wind die Luft, befreit sie von Staub und Smog und lädt sie so mit Energie auf.

Übungen im Freien

Geht täglich 30 Minuten an die frische Luft

Im nächsten Kapitel (siehe »Tragt leichte Kleidung«, S. 139) werdet ihr lesen, dass die HOT-mind-Methode euch rät, immer leichte Kleidung zu tragen, und zwar möglichst bei jedem Wetter und das ganze Jahr über. Außerdem solltet ihr jede Gelegenheit freudig nutzen, den Körper unbekleidet der Luft und natürlichem Licht auszusetzen.

Damit meine ich nicht nur das Sonnenbad im Sommer am Meer. An einem schönen sonnigen Tag könnt ihr auch mal versuchen, gut eingecremt mit einem Sonnenschutzmittel mit nacktem Oberkörper oder vielleicht sogar in Shorts oder Bermudas eine Wanderung im Gebirge zu unternehmen. Dann kann euer Ausflug zu einem optimalen aktiven Verhaltenstraining in Sachen Witterungsbedingungen und Kälte werden. Vielleicht frischt sich der Wind auf oder der Weg führt zwischendrin durch einen schattigen Bereich, wo die Temperatur plötzlich um einige Grad kühler ist. Wahrscheinlich muss ich euch nicht mehr daran erinnern, dass ihr versuchen sollt, eine Weile durchzuhalten, bevor ihr zu einem Hilfsmittel greift und euch ein T-Shirt überzieht.

Im Winter – sogar dann, wenn es geschneit hat, die Sonne muss nur stark genug wärmen – wirkt es sehr belebend, ein paar Minuten mit nacktem Oberkörper zu laufen (ganz zu schweigen von dem, was ich gleich beschreibe, mit nackten Füßen über den Schnee zu laufen!).

Doch zurück zum klassischen Aufenthalt am Meer: Wenn es euch nicht unangenehm ist, erfüllt der Naturismus perfekt die Bedürfnisse des Körpers, in Energieaustausch mit seiner Umwelt zu treten. Auf diese Weise erreicht ihr auch auf psychischer Ebene ein besseres Einssein mit den Naturelementen. Nackt zu baden kommt einem fluiden Zustand am nächsten, also sich eins zu fühlen mit dem Element Wasser wie früher im Mutterleib!

Ob nun mit oder ohne Kleidung, für unser eigenes Wohlbefinden müssen wir uns so oft wie möglich im Freien aufhalten, entgegen der Tendenz, die sich in den letzten Jahren in unserer Gesellschaft zeigt. Eine 2017 in den Vereinigten Staaten unter 10.000 Eltern erhobene Umfrage zeigte, dass ein Drittel der Kinder zwischen drei und fünf Jahren weniger als 30 Minuten am Tag im Freien verbringt, also weniger als die täglichen zwei Stunden an der frischen Luft, die den Gefangenen in Amerikas Hochsicherheitsgefängnissen zustehen! Im Juni 2019 wurden die Ergebnisse einer in Großbritannien mit 20.000 Personen erstellten Studie veröffentlicht, aus der hervorging, dass Menschen, die mindestens zwei Stunden wöchentlich in der Natur verbringen, egal ob auf dem Land, im Wald oder in öffentlichen Parks, weniger anfällig für Krankheiten sind. Schade nur, dass die Menschen im gleichen Land sich im Durchschnitt nur 94 (!) Minuten wöchentlich im Grünen aufhalten.

Die Vorteile, die wir auf körperlichem und geistigem Gebiet aus einem Aufenthalt in der Natur ziehen können, sind vielfältig: von der Aufnahme flüchtiger Substanzen, die gesund für unseren Organismus sind (dies gehört zu den Grundlagen des »Waldbadens« oder *Shinrin-Yoku*), zur Faszination, die die Natur auf unsere Psyche ausübt und durch die sie in uns eine unbewusste, auf nichts fokussierte Aufmerksamkeit auslöst. Diese Aufmerksamkeit ist frei von jedem Zwang und gekennzeichnet von einer ganzheitlichen, regenerierenden Wahrnehmung unserer Umwelt.

Um vom Kontakt mit den Naturelementen profitieren zu können, solltet ihr deshalb mindestens zwei Stunden in der Woche im Freien verbringen und euch nach Möglichkeit dabei bewegen oder einen Sport betreiben. Bei der HOT-mind-Methode sollte man mit mindestens 30 Minuten am Tag starten, was euch, wenn ihr es eine komplette Woche durchhaltet, bereits auf das fabelhafte Ergebnis von dreieinhalb Stunden in der Woche bringt!

Beginnt damit, in eurer halben Stunde den Kontakt zur Luft und zum Sonnenlicht zu suchen: Ihr könnt die Zeit auch einfach auf einer Bank in einem öffentlichen Park verbringen und dabei euren Lunch essen oder ein Buch lesen. Und während ihr da im Grünen auf der Bank sitzt, zieht ihr die Schuhe aus: Wenn eure nackten Füße die Erde berühren, maximiert das jene positive Aufnahme elektrischer Mikroströme aus dem Erdreich, um die es im Kapitel über das Barfußlaufen (siehe S.146) gehen wird.

Damit wir aber in der Lage sind, uns das ganze Jahr über längere Zeit im Freien aufzuhalten, müssen wir noch die Kälte zu unserem Freund machen …

Tragt leichte Kleidung

Es ist so wichtig, dass ihr den Körper in direkten Kontakt mit den Naturelementen bringt, sooft ihr die Gelegenheit dazu habt. Das erfordert, sich bei jedem Wetter und so lange wie möglich draußen aufhalten zu können. Daher empfehle ich euch, als alltägliche Vorbereitung leichte Kleidung zu tragen und zu versuchen, es bei dieser »dünnen Hülle« zu belassen. Das bedeutet, immer das gleiche Hemd, das gleiche T-Shirt, die gleiche Anzahl von »Schichten« auf der Haut oder auch mal gar keine Kleidung den ganzen Tag zu tragen, draußen wie drinnen, auch wenn sich die Witterungsbedingungen und die Temperatur verändern. Sowohl wenn die Sonne heiß herunterbrennt, als auch wenn sich plötzlich eine Wolke davorschiebt, ein scharfer Wind aufkommt und unangenehm in die Haut einschneidet.

Ich habe euch im Kapitel zur Zwerchfellatmung schon von dem wunderbaren Tag erzählt, den ich im September auf der Hochebene Altopiano delle Pale verbracht habe (siehe S. 140) und an dem ich die ganze Zeit in einem dünnen kurzärmeligen T-Shirt herumgelaufen bin, während die Temperatur zwischen 9 und 20 °C schwankte. Mit der richtigen Vorbereitung schafft ihr das auch!

Widersteht der Versuchung, auf Temperaturschwankungen zu reagieren, indem ihr Kleidung auszieht oder überstreift: Bemüht euch stattdessen, diese Veränderungen bewusst wahrzunehmen, ebenso die kleinsten Nuancen, die sie in eurem Geist und Körper bewirken. Nehmt sie in euch auf, vom ersten Moment ihres Auftretens an, und tretet in Dialog mit diesen Veränderungen. Wehrt euch nicht gegen sie, aber nehmt sie auch nicht einfach passiv hin.

Tipp: Wenn dir draußen kalt wird

Wenn du zu frieren anfängst, musst du als Erstes in Verbindung mit deinem Atem treten. Das gilt immer! Verlangsame ihn bewusst und beginne beim Zwerchfell mit dem Ausatmen, weite den Atem dann aus und dehne ihn bis in die oberen Bereiche aus. Auf diese Weise erreichst du eine gute Sauerstoffversorgung und -sättigung der Zellen, die du brauchst, um innere Wärme zu erzeugen.

Oft geht es nur darum, kurze Zeit, eine halbe Stunde vielleicht, durchzuhalten, bis sich die äußeren Bedingungen erneut verändern und beispielsweise die Luft sich erwärmt, weil die Sonne wieder scheint. Wenn ihr es bis dahin schafft, habt ihr ein wenig von eurer physischen und psychischen Resilienz trainiert und könnt euch nun guten Gewissens in der angenehmen Situation entspannen. Und vielleicht stellt ihr wenig später, wenn es wieder kälter wird, weil die Sonne ein weiteres Mal hinter einer Wolke verschwindet, fest, dass ihr es jetzt nicht mehr so nötig habt, euch etwas überzuziehen. Denn diesmal seid ihr schon besser und schneller in der Lage, euren Atem und die innere Wärme zu aktivieren.

Solche Gelegenheiten werdet ihr oft finden, wenn ihr wisst, wie und wo ihr sie suchen müsst. Sie sind die passende Möglichkeit, euch täglich und Schritt für Schritt zu trainieren. Und sie sind jederzeit und für alle frei verfügbar, den ganzen Tag, auf dem Weg zur Arbeit oder wenn ihr draußen auf der Piazza sitzt und einen Espresso trinkt.

Die Gelegenheiten sind sehr nützlich für euch und für euer Training, denn wenn ihr sie ergreift, zwingen sie euch geradezu, diese dynamische innere Einstellung beizubehalten und zu verstärken, die der Schlüssel zu einem bewussten Leben ist.

Mit der richtigen Motivation können wir uns ständig solche »natürlichen Trainingssessions« verschaffen, und wenn wir uns den ganzen Tag gleich und leicht kleiden, unterstützt uns das dabei. Manche Tageszeiten eignen sich besonders, beispielsweise der frühe Morgen und der Abend, weil dann die Temperaturen besonders stark schwanken.

Ich persönlich genieße es, wenn ich früh am Morgen aus dem Haus gehe. Dieser erste Moment des Tages, an dem ich meinen »schützenden Panzer« verlasse und die Luft der mir »offenstehenden« Welt in mich aufnehme, verleiht mir eine besondere Energie. Im Winter, aber auch in den Übergangszeiten ist es morgens noch sehr kühl: Probiert dann mal, mit einer Schicht Kleidung weniger aus dem Haus zu gehen, als ihr meint, tragen zu müssen, um euch vor der Kälte zu schützen. Vielleicht zieht ihr im Winter keine Jacke an oder geht im Frühherbst im T-Shirt vor die Tür. Wenn es ein schöner Tag ist, aber die Sonne noch nicht hoch am Himmel steht, wird es noch eine Weile kalt bleiben, aber dann wird sich die Luft unweigerlich erwärmen. Für die Zeit davor wisst ihr nun, wie ihr bewusst atmet und die Erzeugung von innerer Wärme in Gang setzt. Bei den ersten Anzeichen, dass die Außentemperatur steigt, wendet eure Aufmerksamkeit auch dieser Veränderung zu und genießt sie in vollen Zügen. Vielleicht habt ihr inzwischen euren Arbeitsplatz oder die Bushaltestelle erreicht: In jedem Fall habt ihr den

Tag damit begonnen, das Maximum eurer Möglichkeiten zu nutzen, und ihr werdet euch gestärkt und aktiv fühlen, euch selbst und die Welt bewusst wahrnehmen!

Abends bieten sich genauso gut Gelegenheiten. Ich erlebe sie zum Beispiel nach meinen Yoga-Sessions, die ich seit Jahren mehrmals die Woche besuche: Das Yogastudio ist in einem alten Haus im historischen Zentrum von Trient untergebracht, und sehr häufig endet der Unterricht erst spätabends. Manchmal kommen wir erst nach 23 Uhr raus. Um diese Zeit sind die Straßen dort in der Fußgängerzone fast immer vollkommen still und verlassen. Dann nach draußen zu gehen, in leichter Kleidung, vielleicht immer noch gestärkt durch die innere Wärme dank der Übungen des Pranayama, ist mit der Zeit für mich zu einem wahren Vergnügen geworden. Mir genügt es schon, wenn ich in den ersten Minuten danach dem Gefühl der Kälte standhalte, den Dialog mit der Nachtluft suche, indem ich sie tief ein- und ausatme. Fast sofort erwacht die Wärme wieder in mir, erweckt die Energie aus der eben beendeten Yoga-Session zu neuem Leben, während ich mit den anderen aus dem Studio zu den Autos gehe.

Erlebt alle Jahreszeiten

So wie es bestimmte Tageszeiten gibt, die stärkere Trainingserfahrungen mit der Kälte und dem Aufenthalt in der Natur bieten, nämlich den Morgen und den Abend, so gibt es eben auch besonders geeignete Jahreszeiten, und zwar die Übergangszeiten: Frühling und Herbst. Diese bieten – wenigstens in unseren gemäßigten Breiten und solange es der

Klimawandel noch zulässt – an einem einzigen Tag oder innerhalb eines kurzen Zeitraums von wenigen Tagen recht große Unterschiede im Wetter und in den äußeren Bedingungen.

Wie der Name sagt, sind es Zeiten des Übergangs und der Vorbereitung auf die große Hitze des Sommers oder die extreme Kälte des Winters. Wenn wir diese Zeiten in vollkommener Verbindung mit den Naturelementen leben, wenn wir bewusst die starken Temperaturgefälle eines Apriltages, die schnell verschwindende Sonnenwärme eines Septembernachmittags wahrnehmen, befähigt uns das dazu, die gesamte Energie bewusst zu spüren, die sie in Bewegung setzen.

Wenn eure Resilienz und euer Interesse – die Wärme aus eurem HOT mind – so stark sind, dass ihr den ganzen Winter eine aktive Einstellung gegenüber der Kälte beibehaltet, dann wird sich euch mit dem Beginn des kommenden Frühlings ein immer leichterer, von erfüllenden Erfolgen gekrönter Weg eröffnen. Ihr werdet dann immer intensivere Erfahrungen voller Leben und Energie machen. Der Aufenthalt im Freien wird nicht mehr etwas sein, das ihr euch bewusst als Ziel setzen müsst, sondern der Normalzustand eures Seins, den ihr nicht mehr missen wollt. Gleichzeitig werdet ihr ein tiefes Gespür für den Kreislauf der Jahreszeiten ausbilden, in denen ihr ganz gegenwärtig und aktiv lebt, ohne dabei unter jeder Temperaturschwankung zu leiden. Ihr werdet eine tiefe Verbindung mit dem Atem der Erde und des Universums fühlen.

Wie lange ihr brauchen werdet, um diese Verinnerli-

Übergangsjahreszeiten

Für die Annäherung an die Kälte mit der HOT-mind-Methode gelten ganz allgemein diese zwei Hinweise für Frühling und Herbst:

- Der **Frühling** ist die beste Jahreszeit, um mit allen hier vorgestellten Techniken und Übungen zur Annäherung an die Kälte zu starten, weil die Tage allmählich wärmer werden. Genau das wird es euch leichter machen, die Erfahrungen, die ihr ausprobieren wollt, Schritt für Schritt zu intensivieren, während ihr euch allmählich mit den niedrigen Temperaturen vertraut macht (zum Beispiel mit den kalten Duschen, die ihr immer länger ausdehnt, oder dem Schwimmen in einem Bergsee).

- Der **Herbst** ist für das Jahr ein wenig wie der Abend für den Tag: Er ist die Zeit, in der ihr der Versuchung widerstehen müsst, auf die kalte Jahreszeit, also den bevorstehenden Winter, schon im Voraus zu reagieren und euch dicker anzuziehen oder weniger Zeit im Freien zu verbringen.

chung des Jahreskreislaufs zu erreichen, hängt vor allem davon ab, wie intensiv ihr die HOT-mind-Methode praktiziert. Deshalb ist es grundsätzlich auch zu jedem Zeitpunkt des Jahres möglich, damit zu beginnen, wenn ihr euch ganz intensiv darauf konzentriert, die innere Wärme in euch zu aktivieren. Nutzt dabei die Bedingungen, die euch die Jahreszeit und der Ort, an dem ihr euch befindet, bieten.

Bei jedem Schritt, mit dem ihr weiteres Vertrauen und Gespür für den HOT-mind-Zustand entwickelt, werdet ihr lernen, über die Jahreszeiten zu streifen wie der Wind über die Berge. Er weht zwischen ihnen hindurch, passt sich den Spitzen der Kämme an und nutzt die Pässe dazwischen; er dehnt sich in der Wärme der Sonne aus und wird mit der Kälte schmaler und schneidender.

Lauft barfuß (auch im Schnee)

Die Erfahrung des Barfußlaufens hat mich vor allem anderen dazu gebracht, mich der Kälte zu stellen. Durchs Barfußlaufen konnte ich sie wirklich kennenlernen und einen bereichernden Dialog mit ihr finden. Es mag merkwürdig klingen, aber jemand, der es gewohnt ist, barfuß zu laufen oder zumindest leichte, offene Schuhe wie Sandalen zu tragen, leidet im Allgemeinen weniger unter der Kälte und neigt mit der Zeit dazu, das ganze Jahr über keine Schuhe zu tragen und leichte Kleidung anzuziehen. Dies geschieht hauptsächlich durch den »Wärmepumpeneffekt«, den die Füße auf die Mikrozirkulation ausüben, wenn sie von Schuhen befreit über den Erdboden laufen. Es handelt sich einerseits um einen mechanischen Effekt: Die Bewegung des Fußes unterstützt wie eine Pumpe den Rückfluss des Blutes in den Venen zum Herzen. Andererseits gibt es auch einen thermischen Effekt: Der nackte Fuß kann die Umgebungstemperatur sensorisch besser erfassen und wirksamer ans Gehirn weiterleiten.

Versucht doch einmal, barfuß zu laufen, für den Anfang am besten auf irgendeinem angenehmen natürlichen Untergrund wie einer Wiese oder einem weichen Waldboden, einem Sandstrand oder einem unbefestigten Weg ohne störende Steine. Dabei werdet ihr sehr bald bemerken, dass der Boden unter euren Füßen nicht immer die gleiche Temperatur hat: Er kann sich sehr warm anfühlen, wenn der Weg in der Sonne liegt, aber ihr werdet auch sofort die Kälte spüren, wenn ihr über ein Stück im Schatten lauft. Diese thermischen Informationen unterstützen nicht nur die entsprechenden Reaktionen der Gefäßerweiterung und -verengung in der Mikrozirkulation, sie werden euch auch eine große Hilfe dabei sein, die allgemeinen Temperaturveränderungen in eurem Umfeld wahrzunehmen. Auf diese Weise könnt ihr den HOT-mind-Zustand wesentlich leichter und schneller aktivieren.

Barfußlaufen in der Natur, auch Barfußwandern genannt, ist zwar eine Praktik, die sich äußerst wohltuend auf den Körper auswirkt, doch man sollte sie nur langsam und Schritt für Schritt angehen. Wir sollten unseren Füßen und unserem gesamten Stütz- und Bewegungsapparat die Zeit lassen, sich auf psychomotorischer Ebene an diese für uns ungewohnte, wenn auch für die menschliche Spezies sehr alte Bewegungsform neu zu gewöhnen.

Damit ihr schließlich auch auf anspruchsvollerem Untergrund oder über einen längeren Zeitraum, selbst von einigen Stunden, problemlos laufen könnt, müsst ihr vor allem trainieren. Es sollte für euch ganz natürlich werden, zuerst mit dem Vorderfuß und nicht mit der Ferse auf dem Boden aufzukommen: Das bedeutet nicht etwa, auf den Zehenspitzen zu laufen, sondern dass der Teil des Fußes, der als Erster auf den Boden trifft, der Vorderfuß ist, sofort gefolgt von der Ferse und fast gleichzeitig mit dieser vom Fußaußenrand. Das Längsgewölbe dagegen krümmt sich leicht und schwebt somit knapp oberhalb des Bodens. Auf diese Weise kann das Fußgewölbe perfekt seiner Funktion nachkommen, das Gewicht des Körpers von oben aufzunehmen und längs in der Richtung der Fußachse verteilt abzugeben. Es wirkt als natürliche Druckfeder und entlastet die Kniegelenke, den Rücken und die Halswirbel, da die Aufprallenergie nun nicht mehr an sie abgegeben wird wie beim Auftreten mit der Ferse.

Der Klangtest

Um zu überprüfen, ob du beim Barfußlaufen korrekt mit dem Vorderfuß auftrittst, gibt es einen sehr einfachen Test, den ich den »Klangtest« nenne.

Laufe einmal so, wie eben beschrieben, und lege die Handflächen über die Ohren: Wenn du bei jedem Schritt einen »Schlag« in deinem Kopf widerhallen hörst, bedeutet das, du setzt den Fuß noch mit der Ferse zuerst auf. Wenn du hingegen den Vorderfuß aufsetzt, wirst du nichts hören, nur das, was ich als »die Stille der Schritte« bezeichne.

Auf einer tieferen, psychischen Ebene wird das Barfußlaufen auf natürlichem Untergrund euch dazu verhelfen, eine intensive Verbindung mit der Welt um euch herum zu finden, eine Verbindung durch sensorische Wahrnehmungen, aber auch durch archaische Gefühle, die in eurem Unterbewusstsein wachgerufen werden. Ihr werdet ein Wohlgefühl erleben, einfach weil ihr spürt, ein Teil des Ortes zu sein, an dem ihr euch befindet. Und der Ort selbst wird für euch eine absolute Bedeutung bekommen, er wird wirklich zu einem »Ort« werden und ist nicht einfach nur irgendein beliebiger »Platz« oder »Nicht-Ort«, um den Ausdruck des Anthropologen Marc Augé zu verwenden.

Das ist schließlich ein weiterer Grund, weshalb es uns so guttut, in der Natur zu sein: Sie besteht aus Orten, an denen man sich, wie wir schon gesehen haben, tief und wahrhaft verwurzeln kann. In einem Flughafen oder einem Einkaufszentrum oder an ähnlichen typischen Nicht-Orten unseres modernen urbanen Umfelds würde uns das niemals gelingen. Man könnte auch sagen, dass diese Nicht-Orte seelenlos sind, unsere Seele dagegen in Dialog mit der Seele der Orte tritt und mit ihnen so subtile energetische Verbindungen eingeht, dass unser Verstand sie nicht erfassen kann, wir ihrer aber trotzdem bewusst werden können.

Wenden wir uns nun wieder der physischen Ebene zu: Ein weiteres Phänomen, das wir mit nackten Füßen auf natürlichem Untergrund erfahren, ist der Austausch von Elektrizität zwischen der Erde und unserem Körper. Dieser erfolgt aufgrund des Unterschieds im elektrischen Potenzial der beiden. Durch diesen Austausch wird ein Teil der negativ geladenen Ionen in unseren Körper geschleust, die wir benötigen, um unseren Stoffwechsel durch elektrische Vorgänge im Gleichgewicht zu halten und gesund zu sein.

Anscheinend sind sie auch der Auslöser für die Euphorie

und das Gefühl von Lebendigkeit, die wir empfinden, wenn wir barfuß laufen. Auf einer von Morgentau feuchten Wiese ist die Wirkung noch intensiver, da das nasse Gras Elektrizität besser leitet. Aber es gibt wahrscheinlich kein elektrisierenderes Gefühl, als barfuß über eine Schneedecke zu laufen. Vernünftig betrieben ist Barfußlaufen über Schnee ein wahres Wundermittel, das die Laune hebt und den Körper stärkt!

In meinen Anfängen als Barfußwanderer traf mich diese Erfahrung völlig unvorbereitet, als ich in den Übergangszeiten in den Bergen unterwegs war. Im Herbst oder im Frühling passiert es einem recht oft, dass man auf Wegstücke mit sehr früh gefallenem oder noch nicht weggetautem Schnee trifft. Ich weiß noch, als ich die ersten Male oberhalb von Trient auf 1500 Metern Höhe auf der Hochebene Altopiano delle Viote unvermittelt auf größere Flecken Schnee gestoßen bin: Das war nach den ersten Schneefällen zu Beginn eines Winters, der bis dahin ziemlich niederschlagsarm war. Das Gras rundherum war noch warm und trocken, dadurch konnte ich ein paar Dutzend Meter über den Schnee laufen, ehe ich mich dann auf dem trockenen Untergrund wieder aufwärmte. Anders gesagt, ich machte eine regelrechte Kneipptherapie, indem ich abwechselnd im Schnee und auf dem trockenen Gras lief!

Erfahrungen wie diese sorgen für Energieschübe und prägen sich tief ins Gedächtnis ein. Sie hinterlassen dort die Spur eines außerordentlichen Lebensmoments, der mit dem größtmöglichen Sinnespotenzial erfahren wurde.

Geheimtipp: Barfußlaufen im Schnee zum Selbermachen

Für eine erste Annäherung ans Barfußlaufen im Schnee kannst du dir ähnliche Gelegenheiten suchen. Wenn es jedoch schon tiefer Winter ist und sich eine durchgehende Schneedecke gebildet hat, kannst du eine abgespeckte Version der Kneipptherapie machen, um die Effekte des Wechsels vom Warmen ins Kalte zu nutzen. Dazu musst du dir nur Schüsseln besorgen, die groß genug sind, dass du mit den Füßen darin Platz hast. Befülle sie mit sehr warmem Wasser, bis es dir knapp über die Knöchel reicht. Zwei Minuten Fußbad im warmen Wasser genügen, damit du mindestens genauso lange barfuß im Schnee laufen kannst, wahrscheinlich sogar noch länger. Danach tauchst du mit den Füßen wieder ins warme Wasser ein. Dieser Wechsel zwischen warm und kalt ist das Prinzip, das du ja bereits kennengelernt hast und mit dem du bewirkst, dass die Kapillargefäße sich erweitern und anschließend zusammenziehen. Dadurch regst du die Mikrozirkulation in den Extremitäten des Körpers kräftig an. Diesmal musst du darauf achten, dass du das Ganze mit einer Warmphase abschließt.

Eine andere vereinfachte Variante des Barfußlaufens im Schnee habe ich am Anfang des Buches beschrieben, als ich von meiner Erfahrung auf dem teilweise verschneiten Weg vom Passo San Pellegrino zur Berghütte Rifugio Fuciade an der Grenze zwischen meiner Heimatprovinz Trentino und Venezien erzählte. Dabei ging ich ja gar nicht barfuß, sondern hatte leichte Sandalen mit einer sehr dünnen Sohle an: Der Schnee drang aber zwischen Schuh- und Fußsohle ein und auch zwischen meine Zehen, was mich zwang, immer in Bewegung zu bleiben, damit die Mikrozirkulation in meinem Körper nicht zum Erliegen kam. Gleichzeitig bot mir die Schuhsohle genügend Schutz, um diese lange Strecke zu laufen.

Wenn ihr euch mit dem Barfußlaufen auf Schnee und mit eurer Fähigkeit, den HOT-mind-Zustand abzurufen und damit innere Wärme zu erzeugen, vertraut gemacht habt, könnt ihr euch daran wagen, längere Strecken und eben auch barfuß zu laufen. Seid aber immer vorsichtig und habt alle möglichen Variablen im Kopf, denn mit der Kälte zu spielen ist wie mit dem Feuer zu spielen: Die Situation könnte leicht außer Kontrolle geraten. Informiert euch vorher über die Wetterbedingungen – barfuß an einem sonnigen Tag bei 15 °C über Schnee zu laufen ist eine ganz andere Sache, als das bei bedecktem Himmel und Minustemperaturen zu tun – und prüft, wie es um eure Energie und euren Gesundheitszustand bestellt ist. Wagt euch nicht an lange Strecken, ohne die Möglichkeit, doch Schuhe anzuziehen, wenn ihr spürt, dass dies notwendig ist. Hört vor allem sofort auf, wenn ihr spürt, dass eure Zehen taub werden und ihr das Gefühl darin nicht mehr aufwecken könnt! Wenn ihr also plant, wie der Yeti durch den Schnee zu stapfen, kann es sehr hilfreich sein, ein kleines Mikrofasertuch mitzunehmen, damit ihr etwas habt, um euch die Füße gründlich abzutrocknen, bevor ihr wieder Schuhe anzieht. Ich habe sommers wie winters auf meinen Wanderungen immer eins dabei.

Wenn ihr das Barfußlaufen mit Vernunft angeht und euch ganz langsam darin steigert, könnt ihr großartige Erfahrungen machen, die nicht nur äußerst gesundheitsfördernd sind, sondern auch noch Stunden und Tage danach ein Gefühl von Wärme in eurem gesamten Körper zurücklassen!

Geht zu Fuß, sooft ihr könnt (und atmet bewusst dabei)

Auch wenn bis jetzt immer nur vom Barfußlaufen die Rede war, ist das Gehen an sich (mit oder ohne Schuhe) eine der geeignetsten Aktivitäten, um mehr Zeit im Freien zu verbringen. Es hat den Vorteil, dass es weniger anstrengend als Joggen und deshalb für mehr Menschen möglich ist. Außerdem lässt es sich an unterschiedliche Situationen und Orte anpassen und somit auch in einen Arbeitstag integrieren.

Um die Zeitdauer zu verlängern, die ihr während des gesamten Jahres im Freien verbringt, hilft es schon, wenn ihr euch dazu aufrafft, einen Teil eures täglichen Wegs ins Büro oder zum Arbeitsplatz zu Fuß zurückzulegen. Es könnte schon reichen, wenn ihr zum Beispiel ein paar Stationen früher aus dem Bus oder der U-Bahn steigt, dann würdet ihr täglich wenigstens ein paar Kilometer laufen. Beim Gehen bewegt ihr euch und erzeugt Wärme in euch, wodurch ihr

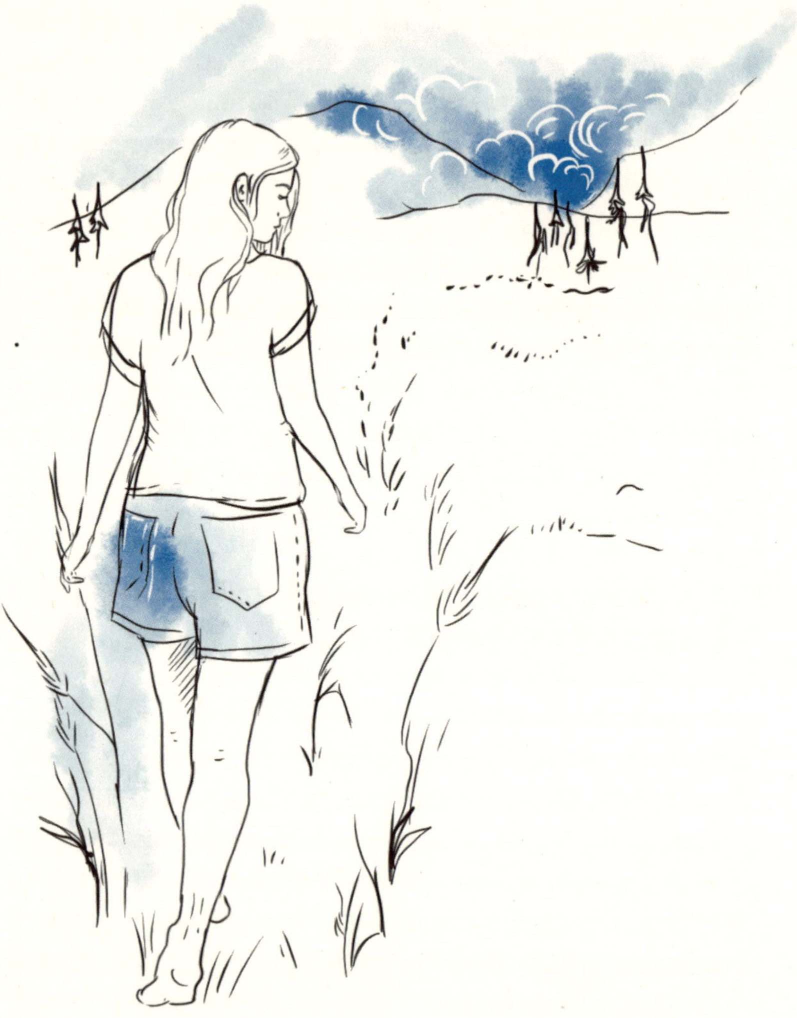

Jeden Tag eine halbe Stunde gehen an der frischen Luft, möglichst nicht zu warm angezogen – eine wunderbare und bald schon unverzichtbare tägliche Übung, um sich mit der Natur zu verbinden.

auch im Winter leichtere Kleidung tragen könnt, mal ganz abgesehen davon, dass ihr ganz allgemein euren Stoffwechsel anregt.

Im November 2015 hat TfL (Transport for London, die öffentlichen Nahverkehrsbetriebe Londons) die erste offizielle Version der »Walking Tube Map« veröffentlicht, eine Karte, auf der genau verzeichnet ist, wie viele Minuten man zu Fuß zwischen den einzelnen Stationen einer bestimmten U-Bahnlinie braucht. Wenn man diese studiert und dabei berücksichtigt, wie tief man in einigen Stationen bis zum Bahnsteig hinunter muss, stellt man auf einmal mit Erstaunen fest, dass man zwischen nahe gelegenen Stationen schneller ankommt, wenn man oben auf Straßenniveau läuft. Und diese Zeitersparnis geht mit positiven Effekten für die Gesundheit einher, angefangen bei der Verringerung von Herzbeschwerden über Gewichtsverlust bis zur Unterstützung eines regelmäßigen Schlafs.

Eine wissenschaftliche Studie in Großbritannien hat ergeben, dass es ausreicht, jeden Tag 30 Minuten zu Fuß zu gehen, um messbare positive Ergebnisse für die Gesundheit zu erreichen. Manchmal sogar mehr als beim Joggen. Wieder haben wir hier diese magische Zahl von 30 Minuten täglich: Das gleiche Zeitziel hatten wir uns ja für den täglichen Aufenthalt im Freien gesetzt; jetzt können wir dieses Ziel mit einer gesunden Bewegungsaktivität verbinden.

Vergessen wir aber nicht, dass die HOT-mind-Methode einen besonderen Akzent auf die geistige Wachheit und Fokussierung setzt. Hier noch einmal der Hinweis, dass man beim Gehen auf die Kopfhörer zum Musikhören verzichten sollte.

Synchronisierung der Schritte mit dem Atem

Die folgende Technik kann dich deutlich dabei unterstützen, aus deinem Laufen eine Übung für mehr Präsenz und Achtsamkeit zu machen: die Synchronisierung der Schritte mit dem Atem. Was nichts anderes heißt, als dass du die Schritte zählst, die du während jedes Atemvorgangs machst, und dabei versuchst, so regelmäßig wie möglich zu bleiben. Die Schritte werden dann auch zu einem optimalen Mittel, um das Verhältnis zwischen Einatmung und Ausatmung zu regulieren. Die eine könnte genauso lange dauern wie die andere – zum Beispiel vier Schritte für jede Atemphase – oder auch nur halb so lange.

Wenn du dies noch nie ausprobiert hast, mag es dir übertrieben vorkommen, aber es ist unglaublich, wie unmittelbar du die Wirkung spürst, die dieses stumme Mitzählen von Schritten und Atemzügen auf die Qualität deines Laufens hat: Es katapultiert dich sofort in ein Hier und Jetzt aus Bewegung und Atem, Atem und Bewegung und befreit den Kopf vom lästigen Gedankenkarussell.

Durch Übung könnt ihr erreichen, dass diese Art des Laufens euch zur zweiten Natur wird. Ihr werdet sie stumm in jedem Moment und an jedem Ort abrufen können, auch wenn ihr nur ein paar Schritte durch die Galleria Vittorio Emanuele geht, eine belebte Passage in Mailand!

Wenn ihr überdies noch ein weiteres Element zur Übung der Konzentration einbauen wollt, probiert aus, bei jedem Schritt nacheinander die Fingerkuppen vom Daumen und einem anderen Finger der Hand zusammenzuführen in der Reihenfolge: Daumen-Zeigefinger, Daumen-Mittelfinger, Daumen-Ringfinger, Daumen-kleiner Finger. Dann beginnt von vorn: Daumen-Zeigefinger und so weiter. Die Berührung der beiden Finger regt unser komplexes neuronales Netz an und ergänzt das Laufen und Atmen durch eine weitere Komponente, die Präsenz und geistige Wachsamkeit fördert.

Seit wir als menschliche Spezies auf der Erde aufgetaucht sind, sind wir Millionen von Jahren bei jedem Wetter, bei jeder Temperatur, auf jedem Untergrund und dazu barfuß gelaufen und haben so den ganzen Planeten besiedelt: Das Gehen ist das »Fortbewegungsmittel«, das unserer Natur entspricht. Die Geschwindigkeit dabei ist ideal, damit wir unsere Umwelt und uns selbst besser kennenlernen können. Wir dürfen gerade jetzt nicht stehen bleiben, denn es geht um unser Leben!

Schwimmt in natürlichen Gewässern

Ebenso wie die Erde hat das Wasser großen Einfluss auf uns. Schon der Aufenthalt an einem Gewässer, ob am Meer oder an einem kleinen Bach, löst Wohlbefinden in uns aus. Wasser ist auch ein Wärmeträger, der in der Natur reichlich vorhanden ist, und dadurch eine leicht verfügbare natürliche Umgebung, um mit der Kälte in Kontakt zu kommen.

Es gibt viele Wege, wie man mithilfe des Wassers Kälte erfahren kann. Sucht euch einfach aus, wie intensiv euer Erlebnis werden soll! Ihr könnt barfuß durch einen Bergbach laufen – wir haben bereits gesehen, dass ihr hier sogar die Verwurzelung praktizieren könnt – oder gleich mit dem ganzen Körper eintauchen. Ihr könnt auch in einem hoch gelegenen See in den Alpen schwimmen.

Kürzlich hatte ich dazu im Trentino Gelegenheit, und zwar in einer abgelegenen Gegend entlang eines Gebirgszugs an der Grenze zu Südtirol. Es war Juli, und nach einem mehrstündigen Aufstieg – den ich natürlich barfuß zurückgelegt habe! – auf eine Höhe von 2.500 Metern war das Wetter so schön, dass ich ein paar Schwimmzüge in einem kleinen See wagen konnte, der von Schmelzwasser gespeist wurde. Vor dem Eintauchen ins Wasser hatte ich mich bereits in der Badehose auf einen Felsen gesetzt und einige Atemübungen gemacht. Dann ging ich in den See und stellte mich dem nicht gerade geringen Temperaturschock, der jedoch fast sofort abklang, weil ich meinen Atem kontrollierte. So konnte ich das Schwimmen richtig genießen. Den ganzen Tag danach war mein Körper von einem großen Wohlbefinden durchdrungen, und ich fühlte mich voller Lebensenergie.

Das sind sehr schöne Erfahrungen, durch die ihr euch lebendig fühlt, und es spricht höchstens eins dagegen: dass man unbedingt an Verhaltensregeln festhalten will, die aber im Grunde nichts anderes als verbreitete Klischees sind. Wo steht denn zum Beispiel geschrieben, dass man nur im Sommer im Meer baden darf? Ganz im Gegenteil: An der ligurischen Küste gibt es eine vor allem unter den älteren Leuten verbreitete Tradition, das ganze Jahr über im Meer zu schwimmen. Wer im Winter schwimmen geht, ist häufig der lebende Beweis dafür, dass dies ähnliche positive Effekte hat wie die kalten Duschen. Beim Schwimmen im Meer kommt aber noch hinzu, dass man auch den direkten Kontakt mit den Naturgewalten erfahren darf.

In ganz anderen Breitengraden, im Park von Hampstead Heath im Norden Londons, gibt es drei kleine Seen mit Schwimmgelegenheit, die das ganze Jahr über für den Publikumsverkehr geöffnet sind, Badeaufsicht inklusive: der Ladies' Pond (nur für Frauen), der Men's Pond (nur für Männer) und der Mixed Pond (für Männer und Frauen). Ich kenne Leute, die das ganze Jahr über regelmäßig dorthin gehen und höchstens in den kältesten Monaten einen Tauchanzug anlegen. Keiner von ihnen bekommt je eine Erkältung!

Tipps zum Schwimmen in kalten Gewässern

Wie beim Barfußlaufen über Schnee sollte man das Schwimmen in natürlichen kalten Gewässern selbstverständlich mit der gebotenen Vorsicht und Vernunft angehen, denn wenn man in tiefen Gewässern beim Schwimmen Probleme bekommt, könnte das verhängnisvoll sein. Daher hier einige Tipps:

- Wie bei der kalten Dusche ist auch beim Schwimmen in kaltem Wasser der Atem dein wichtigster Verbündeter: Alles beginnt damit, dass du deinen Atem kontrollierst, die Ausatmung verlängerst und so lange wie möglich eine entspannte und volle Atmung beibehältst. Atme dabei immer durch die Nase!

- Gehe langsam ins Wasser. Warte ein paar Sekunden, wenn du bis zu den Knöcheln im Wasser stehst, und tauche dabei auch die Hände bis über die Handgelenke ein: Nach einer Weile wirst du zu deiner Überraschung spüren, dass deine Hände sich erwärmen, ein sehr gutes Zeichen.

- Gehe alles vorsichtig an, sowohl was die Länge des Schwimmens wie auch die Wassertemperatur angeht, der du dich aussetzt, je nachdem, wie sehr du dich schon mit der Kälte vertraut gemacht hast.

- Qualität steht immer vor Quantität: Wenn du in sehr kalte Gewässer gehst, solltest du, anstatt lang dort durchzuhalten und schließlich erschöpft und zähneklappernd herauszukommen, nur kurz darin baden. Du solltest dich wohlfühlen und immer die Kontrolle über deinen Atem behalten.

- Wenn du es dir noch nicht zutraust, in so kaltem Wasser zu schwimmen, kann es schon einen starken Trainingseffekt haben, wenn du dich im flachen Bereich hinsetzt oder -kauerst, um vollständig ins Wasser einzutauchen. Alternativ wagst du dich nur so weit vor, dass du immer noch Boden unter den Füßen hast.

- Gehe nie in kalte Gewässer, wenn dein Körper sehr erhitzt ist (zum Beispiel nachdem du gerannt bist oder dich länger der Sonne ausgesetzt hast).

- Schwimm nie allein weit nach draußen! Und wenn doch, besorge dir eine Schwimmboje, die deine Position anzeigt und dir eine Hilfe sein kann, wenn du mal Halt brauchst.

- Wenn du aus dem Wasser kommst und die Außentemperatur es zulässt, versuche, dich nicht sofort mit einem Handtuch abzurubbeln, sondern lass den Körper allein durch Verdunstung des Wassers auf der Haut trocknen. Du kannst das mit einer äußerst wirksamen Übung zur Energieaktivierung aus dem Qigong unterstützen: Stelle die Füße schulterbreit auseinander, die Arme hängen entspannt an den Seiten herab. Hebe die Arme langsam in einer fließenden Bewegung bis auf Schulterhöhe, dann führe sie auf der gleichen Höhe nach hinten. Das wiederholst du mindestens hundertmal, am besten hundertachtmal.

- Und noch eins zum Schluss: Versuche das ganze Jahr über in natürlichen Gewässern zu schwimmen, beginne damit in den warmen Jahreszeiten (Frühling oder Sommer) und setze es in den kälteren vielleicht mithilfe eines Tauchanzugs fort.

Das Schwimmen in natürlichen Gewässern (oder alternativ mit dem ganzen Körper ins Wasser einzutauchen) ist eine der Praktiken, um den HOT-mind-Zustand in uns zu aktivieren: Wenn wir vollständig von einer kalten Flüssigkeit umgeben sind, können wir nur aus uns selbst heraus Wärme erzeugen. Dafür gibt es einige leicht erlernbare, aber effiziente Techniken zur Fokussierung auf unsere Sinne. An einem sonnigen Tag können wir uns auf das Sonnenlicht konzentrieren, das auf die Oberfläche des Wassers und unseres Körpers trifft. Indem wir so weit wie möglich an der Oberfläche schwimmen, können wir uns zunutze machen, dass dort das Wasser ein wenig wärmer ist, und uns dabei auf die Wärme der Sonne konzentrieren, die unsere Haut erreicht.

Es gibt eine andere, eher mentale Technik: Wir konzentrieren uns auf den dünnen Wasserfilm, der unseren Körper umhüllt, und stellen uns dabei vor, dass er so etwas wie ein unsichtbarer Tauchanzug ist. Dann spüren wir eine ganz leichte Wärme auf der Hautoberfläche. Sie fühlt sich an wie das Wasser, das unter einen Tauchanzug eindringt, sich dort erwärmt und nicht mehr wegkann. Mit eurem Atem könnt ihr diese Wärme über euren gesamten Körper verbreiten.

In gewissem Maß könnt ihr für die Bäder in kalten Gewässern auch trainieren: zu Hause mit kalten Duschen am Morgen, mit Hand- und Fußbädern oder in einer öffentlichen Sauna. Dort könnt ihr in das Eisbecken mit kaltem Wasser springen, das häufig neben der finnischen Sauna zu finden ist. Nichts davon kann allerdings die Vitalkraft ersetzen, die ihr durch das Schwimmen in natürlichen Gewässern erwerbt, daher versucht diese Erfahrung so oft wie möglich zu suchen: Je öfter und intensiver ihr mit der Kälte in Dialog tretet, desto mehr verbessern sich eure Gesundheit, Vitalität und Energie!

Verbringt die Nacht oder eine Ruhepause im Freien

Es gibt eine sehr einfache Möglichkeit, draußen in der Natur zu sein, die im Gegensatz zu allem, was wir bislang kennengelernt haben, keinerlei körperliche Aktivität verlangt.

Es geht schlicht und ergreifend um eine Ruhepause oder auch ums Schlafen, also alles vom kleinen Nickerchen auf der Parkbank bis hin zur Nacht unterm Sternenzelt!

Auch wenn wir uns unbedingt körperlich betätigen müssen, um dem täglichen Leben gewachsen zu sein, kann diese Erholungsphase zu einem Moment werden, in dem wir aktiv den Kontakt zu den Naturelementen suchen. Eine Nacht unter dem Sternenhimmel draußen im Freien, wo wir uns ohne Lichtverschmutzung im Anblick der Milchstraße verlieren dürfen, kann eine ebenso stärkende wie zu Träumen und »großen« Gedanken inspirierende Erfahrung sein.

Wenn ihr dies ausprobieren wollt, wählt euch einen Ort weit außerhalb der Stadt mit ihren Geräuschen. So könnt ihr erleben, dass die Natur nachts keineswegs still ist. Alle eure Sinne, nicht nur das Gehör, werden erwachen und euch in Alarmbereitschaft halten, um jede mögliche Bedrohung zu erfassen!

Aber auch ein Nickerchen im Park oder ein Ausflug vor die Tore der Stadt kann euch wirksame Entspannung bieten, denn hier entfalten die Naturelemente ebenfalls ihren wohltuenden Einfluss.

Selbstverständlich sind die Bedingungen dafür je nach

Jahreszeit sehr unterschiedlich. Eine ausgezeichnete Technik zur Stärkung der Physis ist zum Beispiel, im Winter einfach mal im Freien dick eingehüllt in einem Schlafsack auf dem Balkon der eigenen Wohnung zu schlafen (vorausgesetzt, ihr lebt nicht gerade an der Hauptverkehrsstraße eurer Stadt!). Diese Praktik benutzen auch Alpinisten: Walter Bonatti, einer der besten italienischen Bergsteiger, schlief auf dem Balkon, um sich an die Kälte zu gewöhnen. Auch Hans Kammerlander hat mir erzählt, dass er die Praktik auf seinem Hof in Ahornach in Südtirol angewendet hat.

Ein Schlafsack ist wahrscheinlich unverzichtbar, wenn man eine Nacht im Freien verbringen will, ohne die ganze Zeit vor Kälte mit den Zähnen zu klappern oder Schlimmeres. Aber es gibt noch ein Hilfsmittel, das weniger oft genutzt wird, aber genauso hilfreich für kleine Entspannungspausen zwischendurch ist: die Hängematte, ein Gegenstand mit einer jahrtausendealten Vergangenheit.

Ursprünglich war sie in Südamerika und der Karibik beheimatet, in Gegenden mit tropischem Klima also, wo man sie brauchte, damit man oberhalb des Bodens schlafen konnte, um sich nicht der Feuchtigkeit und den Insekten auszusetzen. Angeblich machte Christoph Kolumbus die Hängematte in der übrigen Welt bekannt, als er sie als Schlafgelegenheit bei den Seeleuten einführte. Auch heute ist die Hängematte bei den Einwohnern von Zentral- und Südamerika noch verbreitet, allerdings hat sich in der modernen Zeit durch die Kommerzialisierung ihre Ausführung verändert und von ihrer ursprünglichen Funktion entfernt.

Ihr solltet euch keine klassische Gartenhängematte aus

einem Netz und Holzstreben an beiden Enden, die das Netz offen halten, vorstellen, also das Teil, in das ihr euch kaum auf einer Seite hineinlegen könnt, ohne dass ihr gleich auf der anderen Seite herausfallt. Diese Art Hängematte wird im Handel weitverbreitet als Freizeitartikel fürs Meer oder den Garten angeboten, ist jedoch völlig ungeeignet, um darin eine ganze Nacht zu verbringen oder auch nur ein paar Stunden. Wenn ihr euch im Schlaf bewegt, riskiert ihr, herauszufallen oder euch ins Netz einzuwickeln wie eine Salami. Außerdem könnte das Netz tiefe Abdrücke auf der Haut hinterlassen und den Blutfluss unterbrechen.

Hängematten, die man ohne Gegenanzeigen für lange und entspannende Übernachtungen im Freien verwenden kann, bestehen aus einem einzigen Tuch, das an den beiden entgegengesetzten Befestigungspunkten zusammengerafft wird. Aufgehängt und wenn niemand darin liegt, sehen sie aus wie halbmondförmige Bohnenschoten. Mit dem Einsatz innovativer Materialien erfährt diese Art Hängematte gerade einen Boom, vor allem unter den Freunden von sanftem Tourismus. Ihr könnt sie bei Reiseausrüstern und in Outdoorshops finden. Normalerweise wiegen diese Hängematten sehr wenig, da sie aus leichten, robusten Nylonstoffen und einem einfachen Seil für die Befestigung an Bäumen bestehen. Zusammengerollt passen sie in eine kleine Tasche, die insgesamt selten über 300 Gramm wiegt, und sind daher sehr praktisch für eine Wander- oder Trekkingtour. Dabei bieten sie die Vorteile, dass ihr nicht auf dem nackten Boden schlafen müsst und dass sie einfach aufzuhängen sind.

Um gut in dieser Art Hängematte zu schlafen, muss man

einen Trick kennen: Anstatt sich der Länge nach auf dem Rücken auszustrecken und dann in der Mitte des Tuchs zum Liegen zu kommen, solltet ihr euch quer hinlegen, also die Füße an die eine Kante des Tuchs und den Kopf an die gegenüberliegende. Ihr werdet sehen, dass der Körper sich so fast ganz ausstrecken kann, anstatt sich »wie eine Banane« zu krümmen. Wenn man dies tut, ist das Schlafen in der Hängematte sehr gesund, weil der Druck durch das Tuch sich gleichmäßig auf den ganzen Körper verteilt, ohne den Rücken oder Nacken besonders zu belasten und ohne dass man ein Kissen braucht. Ihr könnt euch sogar im Schlaf auf eine Seite legen, ohne Angst haben zu müssen, dass ihr herausfallt.

Solche Hängematten kosten nicht viel, deshalb empfehle ich euch, eine anzuschaffen. Ihr könnt sie zunächst im eigenen Garten ausprobieren – so wie ich es beim ersten Mal gemacht habe. Ich bin damals gleich unter dem Baum eingenickt, während mich das sachte Prasseln eines Schauers auf den Blättern in den Schlaf wiegte. Später könnt ihr sie dann in den Rucksack oder eure Tasche packen und immer dabeihaben. So eine Hängematte ist gleichbedeutend mit einem freien Nomadenleben, viele Reisende nutzen sie auf ihren Wanderungen für die Nacht. Es gibt sogar Doppelhängematten und Versionen mit einem Decktuch, worin ihr euch vollständig einwickeln könnt und so vor Regen geschützt seid.

Schlafen im Freien ist etwas, woran wir Millionen von Jahren gewöhnt waren, eine Gewohnheit, die uns heute verloren gegangen ist: In irgendeinem entfernten uralten Winkel unseres Gehirns steckt wahrscheinlich noch die Erinnerung an diese Erfahrung unserer Vorfahren. Diese wieder hervorzuholen könnte ein Teil unserer Rückkehr zur Natur und zu uns selbst werden.

Setzt euch ein Ziel

Wie wir gesehen haben, wird pro Tag eine halbe Stunde körperliche Aktivität im Freien von mehreren Seiten als Minimalbedingung für eine gute Lebensqualität und eine geringere Krankheitsanfälligkeit betrachtet. Wir haben auch festgestellt, dass der Aufenthalt im Freien noch gesünder ist, wenn man dabei in Kontakt mit der Natur ist.

Mit den Praktiken der HOT-mind-Methode, die wir bis jetzt kennengelernt haben, habt ihr auch alle Instrumente zur Hand, mit denen ihr die Phasen, die ihr im Freien und in natürlicher Umgebung verbringt, verlängern könnt.

Denke daran: Mußestunden im Freien
Du musst nur zwei Punkte an deinen Gewohnheiten verändern, um die Quantität und Qualität deiner Zeit im Freien deutlich zu verbessern:

1. Sei körperlich aktiv im Freien und in der Natur, und zwar das ganze Jahr über.
2. Sei körperlich aktiv im Freien und in der Natur bei jedem Wetter.

In beiden Fällen werdet ihr früher oder später mit Kälte konfrontiert. Aber nun wisst ihr, wie gut sie euch tut, und ihr kennt das Geheimnis, das eure Art, mit ihr umzugehen, grundlegend verändern wird: die Aktivierung eines HOT-mind-Zustands.

Von diesem Moment an kann euch jeder Tag die Gelegenheit bieten, euer inneres Feuer zu entzünden, eine tiefe Verbundenheit mit den Naturelementen wiederzufinden und das Energielevel eures Lebens zu steigern.

Es kann sehr hilfreich sein, wenn ihr euch ein Ziel setzt. Vielleicht sind es eben jene als »Minimum für die Gesundheit« aufgeführten täglichen 30 Minuten im Freien! Seid euch aber bewusst, dass ihr Gesundheit im weiteren Sinn anstrebt, nicht nur die des Körpers oder der Psyche. Wahre Gesundheit hängt mit dem Wiederfinden eines naturverbundenen Lebens wie auch einer empathischen Beziehung mit den Naturelementen und allen Lebensformen zusammen und daher mit einem allgemeinen Wohlbefinden, das über das persönliche hinausgeht.

Für den Anfang könnt ihr euch zum Ziel setzen, jeden Tag mindestens 30 Minuten im Freien körperlich aktiv zu sein, und das an jedem Tag in der Woche. Diesem Rezept fügt ihr dann eine weitere Zutat zu, die die Qualität der im Freien verbrachten Zeit noch steigert: Versucht diese Zeit in Kontakt mit der Natur zu verbringen. Da ihr eine Stelle braucht, die kompatibel mit eurem Wohnort ist, kann das unter der Woche auch nur der Stadtpark sein. Aber am Wochenende sucht ihr euch vielleicht eine ländliche Umgebung, einen Bergwald oder das Meer!

Wo wir gerade vom Wochenende sprechen: Es ist keine

gute Idee, mit der am Wochenende im Freien verbrachten Zeit die Tage unter der Woche auszugleichen, an denen ihr die 30 Minuten nicht geschafft habt. Wenn ihr den ganzen Sonntag in den Bergen verbringt, aber an den anderen sechs Tagen nie aus dem Haus, dem Büro oder dem Auto kommt, kann der rein mathematische Durchschnittswert der im Freien verbrachten Stunden zwar ausreichend erscheinen. Aber die Wirkungen auf euren Geist und euren Körper, vor allem was die Gewöhnung an die Kälte betrifft, werden nicht dieselben sein, wie wenn ihr euch an die tägliche halbe Stunde im Freien haltet.

Um sich Ziele zu setzen und diese zu erreichen, gibt es Tricks und Techniken, die sich die Art und Weise, wie unser Verstand funktioniert, zunutze machen. Eine halbe Stunde an jedem Tag der Woche hört sich für euch vielleicht wenig an, vor allem wenn ihr bedenkt, dass jedem Gefangenen in den amerikanischen Hochsicherheitsgefängnissen täglich zwei Stunden im Freien zugestanden werden. Aber es ist immer besser, sich kleine, aber mittelfristig erreichbare Ziele zu setzen statt großer Ziele, die erst in ferner Zukunft zu erreichen sind. Auf diese Weise können wir durch das Erreichen eines Zwischenziels neuen Schwung und neue Motivation aus der Befriedigung darüber beziehen.

Diese Dynamik basiert tatsächlich auf chemischen Vorgängen, die auf unser Gehirn einwirken: Jedes Mal, wenn wir ein Ziel erreichen oder ein Ergebnis erzielen, und sei es auch noch so klein, wächst in uns das Gefühl, etwas zu beherrschen. Dadurch wird Dopamin ausgeschüttet, ein Neurotransmitter, auf dem seit den Urzeiten unserer Evolution das System der Suche, des Begehrens und der Motivation basiert. Wir freuen uns darüber, etwas geschafft zu haben, und es entsteht der Wunsch, dieses Erlebnis zu wiederholen. Dies befähigt uns zu noch mehr Engagement und zu höheren Zielen. Umgekehrt empfinden wir jedes Mal Frustration, wenn wir ein Ziel nicht erreichen, obwohl wir objektiv gesehen die Entschuldigung hätten, dass es weitab unserer Möglichkeiten angesiedelt war, und das nimmt uns die Motivation weiterzumachen.

Setzt euch also als Erstes zum Ziel, mindestens 30 Minuten an jedem Tag der Woche im Freien zu verbringen, unabhängig von der Jahreszeit und den Witterungsbedingungen, und dabei möglichst körperliche Aktivität im Kontakt mit den Naturelementen auszuüben. Aber versucht dabei, ein aktives Verhalten gegenüber der Kälte und den Umweltbedingungen zu entwickeln.

Wenn euch das Ziel für eure aktuellen Lebensumstände zu hoch gegriffen scheint, dann nehmt euch eben fünf oder vier Tage in der Woche vor. Aber seid ehrlich zu euch selbst, denn die wirksamsten Ziele sind die, die euch herausfordern, die euch zwingen, ein wenig aus eurer Komfortzone herauszukommen und aus euren »Panzern«, aber dabei noch im Rahmen eurer Möglichkeiten liegen. Zu einfache Ziele tragen nichts zu eurer Entwicklung und eurem Training bei.

Eine neue Gewohnheit

Versuche dein Ziel mindestens 30 Tage lang zu erreichen. So lange dauert es, eine neue Gewohnheit anzunehmen, zumindest wenn man sich an dem von der Psychologie eingehend erforschten Schema der 21 Tage orientiert. Die erste Woche ist die schwierigste. In der zweiten macht sich schon ein Gefühl der Sicherheit breit, weil du Ziele erreicht hast und erste Ergebnisse siehst, was beim Durchhalten hilft. Schließlich verfestigt sich in der dritten Woche die neue Gewohnheit allmählich, und ab jetzt wird alles leichter. Die neun folgenden Tage sind ein »Sicherheitspolster«, eine weitere Verfestigung, weil immer noch die Gefahr besteht, dass man eine gerade erworbene Gewohnheit wieder aufgibt.

Sobald du es geschafft hast, diese 30 Tage durchzuhalten, kannst du zum nächsten Ziel übergehen, zum Beispiel 45 Minuten am Tag mit körperlicher Betätigung im Freien zu verbringen. Dies solltest du wieder 30 Tage durchhalten, ehe du dir ein noch höheres Ziel steckst, zum Beispiel 60 Minuten für die nächsten 30 Tage.

Neben den Gewohnheiten und Werkzeugen der HOT-mind-Methode, die ihr einsetzt, empfehle ich euch für das Verfolgen eurer Ziele (30, 45 oder 60 Minuten körperliche Betätigung im Freien) sofort auch die Barefoot Mornings zu übernehmen. Durch diese morgendliche Routine beginnt ihr den Tag mit einem Konzentrat an wirksamen Praktiken, um Geist und Körper mit Energie aufzuladen und euch schon vom frühen Morgen an auf die Aktivierung des HOT-mind-Zustands vorzubereiten.

Barefoot Mornings sind eine optimale Unterstützung für den Rest des Tages und werden euch eine Hilfe dabei sein, die nötige Motivation und Energie zu finden, um euer Ziel, euch körperlich im Freien zu betätigen, auch zu erreichen. Außerdem lässt sich diese Praktik gut und flexibel in euren Tagesablauf einbauen, da sie nur zehn Minuten erfordert und ihr sie auch auf Reisen durchführen könnt. Wenn ihr euren Barefoot Morning dann noch ins Freie verlegt, könnt ihr das schon auf euer Ziel der 30 und mehr Minuten anrechnen. In dem Fall empfehle ich, dass ihr euch Partner für den Barefoot Morning sucht, weil es, wie gesagt, in der Gruppe effektiver ist und mehr Spaß macht.

Am Ende des Buches findet ihr eine Zusammenfassung von drei möglichen Abläufen für den Barefoot Morning.

Schluss

Zu uns selbst zurückkehren

Die Seelen der Vögel wurden aus Scham frei vom Leben und der Körper zu Staub. Und nachdem sie von allem frei und rein waren, erhielten sie vom Licht Gottes wieder eine Seele. […] Die Sonne der Güte leuchtete vor ihnen und alle erhielten durch ihren Glanz eine Seele.
Da sahen sie das Abbild Simorghs auf der Erde. Als die dreißig Vögel genauer hinschauten, sahen sie, dass sie selbst Simorgh, Dreißigvögel, waren. Aus Erstaunen waren sie ganz verwirrt. Sie hatten es nicht gewusst, bis sie es geworden waren. Sie sahen sich als den richtigen Simorgh, der Simorgh selbst waren die dreißig ewigen Vögel. Als sie nach Simorgh schauten, war jener Simorgh der Simorgh hier. Als sie sich anschauten, waren sie, die dreißig Vögel, er. Und wenn sie beide betrachteten, waren sie beide genau ein Simorgh. Dieser eine war der andere und der andere war dieser. Niemand hat auf der ganzen Welt jemals davon gehört. Alle waren in Erstaunen versunken. Sie blieben in Gedanken gedankenlos.

FARID UD-DIN ATTAR

Die Reise der dreißig Vögel hat ihren Höhepunkt erreicht, den Moment, in dem sie Simorgh gegenüberstehen, dem Herrscher ihrer Herzen, der jenseits der Grenzen der Welt lebt. Das Erstaunen beraubt sie ihres Verstandes, ihrer Gedanken und ihrer Erinnerung. Und es wird immer größer, als sie in Simorghs Antlitz sich selbst und umgekehrt in sich selbst den Simorgh erkennen.

Simorgh ist »Dreißigvögel«: Um zu ihm zu gelangen, haben sie auf sich selbst verzichtet und sich dann in ihm wiedergefunden. Der kosmische Kreis schließt sich, die Reise ist an ihrem Ende angelangt, und es ist, als stünden wir wieder am Anfang. Aber die dreißig wagemutigen Reisenden sind nicht mehr dieselben wie bei ihrem Aufbruch. Nun kennen sie den Weg, der zu Simorgh führt und zum Höhepunkt ihres Seins.

Genauso ist nun unsere Reise zu Ende, die wir mit der HOT-mind-Methode unternommen haben. Wir haben auf dieser Reise einen Weg zum persönlichen und kollektiven Wohlbefinden im weitesten Sinn durchlaufen, einen »Weg der Kälte zum Glück«. Wir haben vier unterschiedliche Horizonte erkundet und dabei den Blick von der Erfahrung des Atems im Norden über die Kraft, den Geist zu wärmen, im Süden hin zum Erwachen mit der Kälte im Osten und schließlich zur regenerativen Betätigung und Bewegung im Westen wandern lassen.

Indem wir gelernt haben, innere Wärme zu erzeugen, um mit der Kälte in Dialog zu treten, haben wir begriffen, dass ein erfülltes Leben auf höheren Energielevels möglich ist – ein außergewöhnliches Leben. Ja, mehr noch, es ist im Grunde der einzige Weg, um uns selbst und unseren Planeten zu retten. Wir haben begriffen, dass es kein persönliches Wohlbefinden geben kann, wenn es der Natur schlecht geht, denn sie ist unsere ursprüngliche Lebensmatrix. Wir haben uns in den Naturelementen gespiegelt und in den Prozessen, die diese regeln. Wir haben erkannt, dass sie von der gleichen Lebensenergie angetrieben werden wie unser eigenes Leben: Das ganze Universum gehorcht der Liebe.

Nun, da wir das Ziel erreicht haben, sind wir wieder am Ausgangspunkt unserer Reise. Aber wir sind andere als damals, als wir aufgebrochen sind. Als wir weit entfernt von unserer inneren Sonne waren, haben wir doch erahnt, dass diese uns ganz nah ist. Jedes Mal, wenn wir uns entscheiden, bewusst, mit Leidenschaft und im vollen Einssein mit der Natur und den anderen Lebensformen zu leben, geht sie in uns auf. Nun können wir den Weg wieder von vorn beginnen.

Ich wünsche euch eine gute Reise mit der HOT-mind-Methode: Tragt sie in euren Herzen, denn sie gehört zu euch wie eine angeborene Fähigkeit. Verzichtet niemals auf eure innere Wärme oder darauf, glücklich und mit euch und dem Universum in Einklang zu sein. Liebt die Kälte, durch die ihr erst dieses innere Feuer entfachen könnt, und öffnet euch dem Energieaustausch mit dem Universum. Gebt nie auf, Simorgh zu suchen. Denn auch wenn ihr glaubt, dass er endlos weit entfernt ist, seid ihr ihm doch unendlich nah.

Anhang

Routinen für den Barefoot Morning

Alle drei Abfolgen solltest du
nach der kalten Dusche ausführen.

Abfolge 1: 10 Minuten (zu Hause oder im Freien)

- Atemübungen (5 Minuten)
- Verwurzelung (3 Minuten)
- Übungen mit den Zehen und dem Fußgewölbe (2 Minuten)

Abfolge 2: 15 Minuten (zu Hause oder im Freien)

- Atemübungen (5 Minuten)
- Verwurzelung (4 Minuten)
- Übungen mit den Zehen und dem Fußgewölbe (3 Minuten)
- Übungen für die Eigenwahrnehmung (3 Minuten)

Abfolge 3: 20 Minuten (zu Hause oder im Freien)

- Atemübungen (5 Minuten)
- Verwurzelung (4 Minuten)
- Übungen mit den Zehen und dem Fußgewölbe (3 Minuten)
- Übungen für die Eigenwahrnehmung (3 Minuten)
- Barfuß-Gänsemarsch (5 Minuten und länger)

KURZ & PRAKTISCH:
8 Fragen zur HOT-mind-Methode

Was bedeutet HOT mind?

HOT mind kommt aus dem Englischen und bedeutet wörtlich übersetzt »heißes Gemüt«. HOT ist aber auch ein Akronym für higher-order thinking, das »Denken höherer Ordnung«.

Was bezweckt die HOT-mind-Methode?

Die HOT-mind-Methode reaktiviert unser naturgegebenes Vermögen, innere Wärme zu erzeugen.

Wozu brauchen wir innere Wärme?

Wir Menschen haben es verlernt, Kälte auszuhalten, ohne auf Hilfsmittel wie Heizungen oder warme Klamotten zurückzugreifen. Dafür verbrauchen wir Unmengen fossiler Energieträger. Mit mehr innerer Wärme können wir länger draußen sein, vertiefen unsere Beziehung zur Natur, verbrauchen dabei weniger Energie – und entdecken unsere Liebe zur Erde neu. Diese Biophilie ist unsere wichtigste Motivation, unsere Erde zu retten.

Für wen ist die HOT-mind-Methode geeignet?

Wir alle tragen die Fähigkeit in uns, selbst Wärme herzustellen. Vielen von uns ist aber trotzdem oft kalt, auch wenn sich mal nur eine Wolke vor die Sonne schiebt. Für solche »Frostbeulen« eignet sich die HOT-mind-Methode besonders.

Sind für die HOT-mind-Methode irgendwelche teuren Hilfsmittel nötig?

Nein, die Grundlagen der HOT-mind-Methode könnt ihr ganz einfach zu Hause, in eurem Garten oder in einem Park erlernen. Für die fortgeschrittenen Übungen empfiehlt sich die Anleitung durch einen Yogi eures Vertrauens.

Und was sind das für Übungen?

Die HOT-mind-Methode kombiniert Atemübungen, Meditation, Kneipptherapie und Barfußtraining mit der allmählichen Gewöhnung an den Aufenthalt im Freien.

Welchen mittelfristigen Effekt haben die Übungen?

Wenn ihr euch an die Kälte gewöhnt, stärkt ihr eure Verbindung mit der Natur. Dann könnt ihr beispielsweise mal in einem kalten Bach baden, eine Nacht unter freiem Himmel verbringen oder eine Barfußwanderung ausprobieren.

Woher kommt die HOT-mind-Methode?

Andrea Bianchi hat diese Methode entwickelt, um auch bei kälteren Temperaturen barfuß wandern zu können. Er greift dafür auf uraltes Wissen zurück, das die menschliche Spezies zeit ihres Bestehens begleitet hat – und erst in den letzten Jahrhunderten des industriellen Zeitalters abhandengekommen ist.

KURZ & PRAKTISCH:
Warum Kälte dem Körper guttut

- verbesserte **Durchblutung**, besonders im Bereich der kleinsten Blutgefäße wie z. B. der Kapillaren
- gesündere **Haut** (deren Alterungsprozess wird verlangsamt)
- positive Auswirkungen auf den **Muskeltonus** und damit auf die Regulation des **Blutdrucks**
- höherer **Energieverbrauch**, denn wenn unser Körper Kälte ausgesetzt wird, verbrennt er mehr Kalorien. Außerdem verwandelt er dann laut neuesten Studien weißes Fett (das im Übermaß für Fettansammlungen und Übergewicht verantwortlich ist) in braunes Fett, das Brennstoff für den Stoffwechsel ist und sich bei Neugeborenen reichlich findet.
- **entzündungshemmende Wirkung**
- **starkes Immunsystem:** Als Folge werden mehr weiße Blutkörperchen produziert, die unseren Organismus vor Viren, Bakterien, Parasiten und Pilzen schützen.
- Steigerung der **Gehirnfunktionen** durch geringeren Glukoseverbrauch
- bessere **Laune**, da Endorphine freigesetzt werden
- verbesserter **Schlaf-Wach-Rhythmus** durch die vermehrte Produktion von Melatonin

HÄUFIGE FRAGEN AN
Andrea Bianchi

Andrea, du bist einmal fast ertrunken: Wie war dein Erlebnis mit dem Wasser, oder mit der Kälte? Ist dieses Gefühl oder diese Erinnerung vergleichbar mit heutigen Erlebnissen im kalten Wasser?

Vor dem Ereignis in Korsika, als ich wegen eines Kälteschocks fast ertrunken wäre, hatte ich – wie viele andere Leute – eine »Standardbeziehung« sowohl zu Kälte als auch zu kaltem Wasser: sie waren einfach etwas, das ich so gut wie möglich vermied, dem ich aus dem Weg ging. Die Erfahrung auf Korsika dann war einerseits ein tiefer Schock, immerhin dachte ich ja, ich könnte sterben. Auf der anderen Seite öffnete sie mir aber auch den Weg zu einer total anderen Wahrnehmung der Wirklichkeit und der natürlichen Elemente. Der Traum, den ich einige Tage nach diesem Ereignis und meiner Rettung hatte (ich träumte, ich wäre unter Wasser und würde dort so tief atmen, als wäre ich in meinem natürlichen Element) war geradezu prophetisch: Heute habe ich tatsächlich gelernt, im kalten Wasser tief zu atmen, und ganz entspannt zu bleiben. So war diese traumatisierende Erfahrung im Rückblick für mich ein großer Gewinn.

Wann oder warum hast du dein Verhältnis zur Natur infrage gestellt? Was war für dich der Beginn deiner langen Reise zurück zur Natur? Hattest du da ein Schlüsselerlebnis?

Der Beginn dieser wunderbaren und sinnvollen Reise zurück zur Natur war ein schöner Tag vor elf Jahren: Während eines Spaziergangs zog sich meine kleine Tochter, damals vier Jahre alt, die Schuhe aus. Sie wollte einfach mal barfußlaufen, und ich machte mit. Wir gingen und spielten barfuß nicht mehr als vielleicht eine Viertelstunde, aber diese Erfahrung eröffnete mir einen anderen Zugang zur Wirklichkeit. Ich fühlte deutlich, wie ich mich innerlich öffnete. Durch diese Erfahrung, direkt in Kontakt mit der Natur zu treten, stellte sich mir die Frage: »Kann ich auch in der Natur, kann ich sogar in den Bergen barfuß wandern? Wie würde sich mein Wandern und meine Beziehung zur Natur und zur Erde dadurch verändern?« So hat meine persönliche Reise und meine Forschung begonnen. Von diesem Punkt aus war es nur noch ein kleiner Schritt zu einer neuen Beziehung zur Kälte.

Du wanderst auch mitten im Winter, auch für mehrere Tage, allein. Bist dann ganz weg aus der Welt? Wie würdest du das beschreiben?

Der Kontakt mit der Natur und der Erde kann nicht nur auf die warmen Jahreszeiten begrenzt bleiben. Das verstehen wir sehr gut, wenn wir unsere Biophilie wecken, unsere angeborene Liebe zur Natur und allen lebendigen Formen und Elementen dieser Erde, einschließlich der Kälte. Wir leben ja nicht nur im Sommer, wir leben das ganze Jahr! Je mehr wir uns in der Natur zu Hause fühlen, desto mehr entfernen wir uns unwillkürlich von der alltäglichen Welt in Städten. Wir wollen die »Eisenbäume«, also Straßenlaternen, Strommasten usw. hinter uns lassen, um wieder den echten Bäumen zu begegnen. Ich bin sicher, dies ist ein Weg zurück zu sich selbst. Und gleichzeitig ist es der einzige Weg, um unsere Erde zu retten. Weil man nichts retten kann, das man nicht liebt!

Workshop und Barefoot Morning mit »Die Stille der Schritte«

Die Stille der Schritte« ist die Schule zum Barfußwandern in der Natur. Ich habe sie 2017 gegründet, um Menschen das Barfußwandern als eine Praktik zur Steigerung des psychischen und physischen Wohlbefindens zu vermitteln, die allen zugänglich ist.

In der Schule gibt es auch Workshops zur HOT-mind-Methode und ein Trainingsprogramm für den Barefoot Morning mit dem Ziel, Gruppen zu bilden, die diese Praktik eigenständig durchführen können.

Das Programm umfasst auch Kurse zur Ausbildung für Barefoot-Morning-Guides und Barefoot-Lehrende.

Für weitere Informationen:
ilsilenziodeipassi.it
info@ilsilenziodeipassi.it

IL SILENZIO DEI PASSI
a piedi nudi nella natura
barefoot hiking academy

Bibliografie

Sofern eine deutsche Ausgabe existiert,
wird diese genannt.

Alle Zitate aus dem »Mantiq ut-tair« sind aus:
Farid ud-Din Attar: »Die Konferenz der Vögel«, aus dem Persischen übersetzt von Katja Föllmer, marixverlag, Wiesbaden 2008, 6. Auflage 2020. Mit freundlicher Genehmigung.

Barfußwandern

Bianchi, Andrea: »Con la Terra sotto i piedi. Camminare scalzi nella Natura per fare bene all'Anima«, Mondadori Editore, Mailand 2018.
ders.: »A piedi nudi. Il cammino silenzioso dalla A alla Z«, Ediciclo Editore, Portogruaro 2017.
ders.: »Il silenzio dei passi. Piccolo elogio del camminare a piedi nudi nella natura«, Ediciclo Editore, Portogruaro 2017.

Atem und Lebensenergie

del Vasto, Lanza: »Principes et préceptes du retour à l'évidence«, Denoël, Paris 1945. Deutsche Ausgabe: »Weisheit der Landstrasse oder vom Sinn des unsteten Lebens«, Sanssouci, Zürich 1975.

Maric, Mike: »La scienza del respiro«, Vallardi, Mailand 2017.
Nishino, Kozo: »The Breath of Life. Using the Power of Ki for Maximum Vitality«, Kodansha, Tokio 1997.
Van Lysebeth, André: »Die große Kraft des Atems. Richtig atmen lernen durch Yoga«, Barth, München 1975.

Physiologie der Kälte und Hydrotherapie

Bachmann, Robert/Schleinkofer, German: »Natürlich gesund mit Kneipp. Wie Sie fit und schön bleiben. Über 50 einfache Wasser-Anwendungen für Ihr Wohlbefinden«, TRIAS, Stuttgart 1997.
Hof, Wim/de Jong, Koen: »Die Kraft der Kälte. Wie du mit der Iceman-Methode gesünder, stärker und leistungsfähiger wirst«, Riva, München 2016.

Resilienz

Trabucchi, Pietro: »Opus«, Corbaccio Editore, Mailand 2018.

Inspirierende Texte und kleine wirksame Übungen für jeden Tag

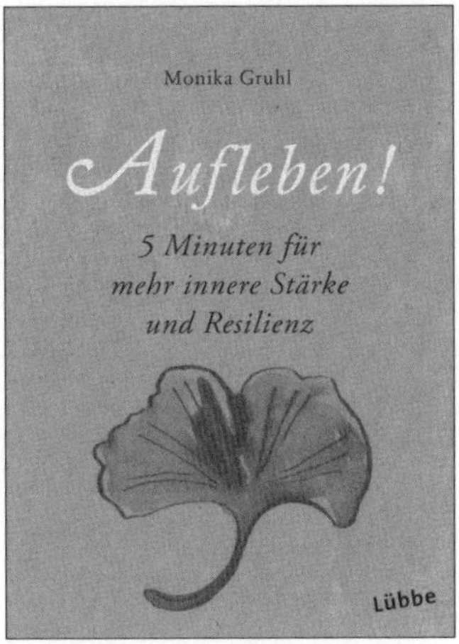

Monika Gruhl
AUFLEBEN!
Kleine Schritte für
mehr Resilienz
DEU
104 Seiten
mit Abbildungen
ISBN 978-3-404-60997-0

Aus der eigenen Kraft heraus leben, seine Persönlichkeit stärken, mit sich und der Welt im Reinen sein - wer wünscht sich das nicht? Doch der Alltag zerrt an uns, wir fühlen uns unter Druck, wollen allem und jedem gerecht werden. Und manchmal drohen schlimme Ereignisse unser Leben auf den Kopf zu stellen. Wir verlieren unser Selbstvertrauen, lassen uns entmutigen, fühlen uns genervt oder erschöpft. Gerade dann brauchen wir Resilienz. Resilienz lässt Menschen aufleben. Und Resilienz kann man lernen. Dabei hilft dieses Buch.